Docteur Julien FRANCK

de la Faculté de Médecine

de l'Université de Nancy

CONTRIBUTION A L'ÉTUDE

DES

Hemorrhagies Retro=Placentaires

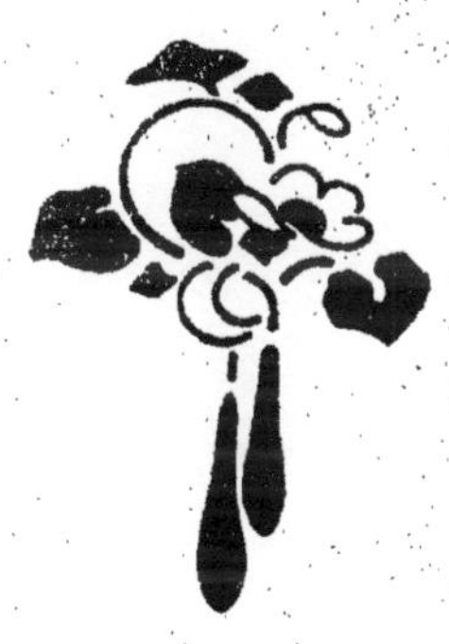

NANCY

IMPRIMERIE LOUIS KREIS

Rue Saint-Georges, 51

1907

Docteur Julien **FRANCK**

de la Faculté de Médecine

de l'Université de Nancy

CONTRIBUTION A L'ÉTUDE

DES

Hemorrhagies
Retro=Placentaires

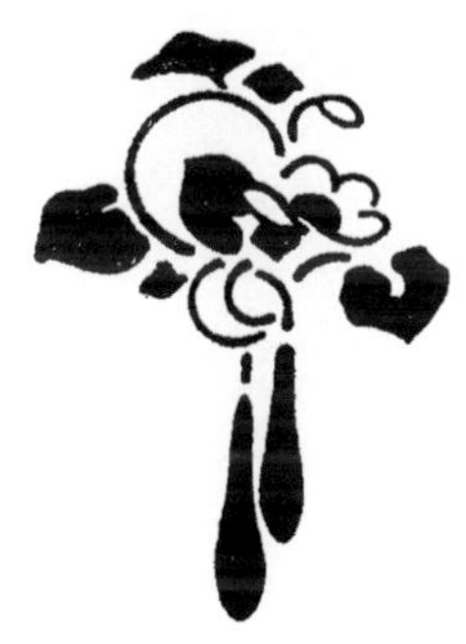

NANCY

IMPRIMERIE LOUIS KREIS

Rue Saint-Georges, 51

—

1907

INTRODUCTION

La question des hémorrhagies rétro-placentaires étant
très complexe, nous ne prétendons pas en faire ici une
étude approfondie, mais nous nous bornerons à une
revue générale, en nous réservant de mettre en relief,
dans chaque chapitre, l'appoint apporté par nos diverses
observations publiées exclusivement dans ces dernières
années ; nous mettrons ainsi en lumière certains points
intéressants.

Après avoir défini notre sujet, nous en ferons un rapide
aperçu historique et aborderons tour à tour l'étiologie,
la symptomatologie, le diagnostic, le pronostic pour la
mère et pour l'enfant, l'anatomie pathologique ; enfin,
nous envisagerons le traitement, en nous appuyant sur
nos diverses observations.

Mais, avant d'entreprendre ce modeste travail, nous
avons un devoir à remplir. Il nous est agréable de profi-
ter de l'occasion que nous présente notre thèse inaugu-

rale, pour remercier tous nos maîtres de la Faculté, et leur adresser l'expression de notre profond respect et notre vive gratitude pour les précieux renseignements qu'ils nous ont prodigués pendant nos années d'études.

Que notre maître, M. le professeur Herrgott, veuille bien recevoir l'expression de notre respectueuse reconnaissance pour l'honneur qu'il nous fait en acceptant la présidence de notre thèse. Nous conservons un fidèle souvenir de ses intéressantes leçons cliniques.

Nous devons enfin un témoignage particulier de gratitude à M. le professeur agrégé Fruhinsholz, qui nous a donné notre sujet, a mis des documents à notre disposition et nous a aidé de ses conseils.

Nous n'avons eu qu'à nous louer de sa bienveillance ; nous sommes heureux de l'en remercier publiquement.

CHAPITRE I

DÉFINITION

L'hémorrhagie retro-placentaire est une des plus graves complications de la grossesse utérine. Elle est caractérisée par un épanchement de sang, qui tantôt reste accumulé entre la matrice et le placenta, tantôt part de là, décolle les membranes, arrive à l'orifice cervical et se fait jour à l'extérieur.

Ces accidents ont été décrits sous les noms d'hémorrhagie interne de l'utérus gravide, d'hémorrhagie latente ou occulte, d'hémorrhagie par décollement prématuré du placenta normalement inséré. C'est cette dernière définition qui est la plus employée ; nous ne croyons pas devoir l'adopter, parce qu'il n'y a pas à proprement parler un endroit de l'utérus où se fait « normalement » l'insertion du placenta. Avant Portal (1685), les accoucheurs pensaient que cette insertion se faisait presque toujours au fond de l'utérus. Portal démontra qu'elle pouvait se faire sur les différents points de la cavité utérine. Il est avéré aujourd'hui que l'insertion sur le fond de l'utérus est exceptionnelle et qu'elle se fait habituellement sur la face antérieure ou sur la face postérieure. Enfin, il peut arriver que le placenta empiète par son insertion sur la partie inférieure de l'utérus, sur le « segment inférieur ».

Les accidents que nous voulons décrire correspondent généralement à une insertion du placenta sur un autre endroit que le segment inférieur, mais nous verrons, à propos de l'étiologie, que l'hémorrhagie retro-placentaire peut se produire dans certains cas de cette insertion basse. En un mot, les symptômes des hémorrhagies retro-placentaires ne sont pas fonction de la situation du placenta, mais sont fonction de la localisation initiale de l'épanchement sanguin entre le placenta et la paroi utérine. C'est là surtout la raison pour laquelle nous donnons la préférence à la dénomination d'hémorrhagie retro-placentaire sur celle d'hémorrhagie par décollement du placenta normalement inséré.

Les traités classiques indiquent que les symptômes de l'hémorrhagie retro-placentaire ne s'observent que pendant les trois derniers mois de la grossesse et pendant le travail de l'accouchement, on peut cependant les observer bien plus tôt.

Dans les tous premiers mois de la grossesse, alors que le placenta n'est pas encore limité, un épanchement de sang peut s'étaler en nappe et entourer tout le chorion. Cette hémorrhagie interne, véritablement retro-placentaire, puisque le chorion est « placenta partout », ne peut

donner cliniquement les signes qui peuvent être confon-
dus avec ceux que nous décrirons dans l'hémorrhagie
retro-placentaire proprement dite. Le diagnostic de cet
épanchement interne des premiers mois de la grossesse
n'est fait, en général, qu'après l'expulsion d'un œuf entier abortif ; il revêt alors l'aspect que l'on dénomme
« môle charnue ».

CHAPITRE II

HISTORIQUE

———

C'est au xviiᵉ siècle que l'on trouve la première men-
tion des hémorrhagies retro-placentaires.

En 1621, Guillemeau (1) signale « les pertes cachées
de l'utérus ». « Le sang, écrit-il, peut aussi sortir ou de
l'arrière-faix ou des veines qui s'abouchent avec iceluy,
par lesquelles l'enfant prend la nourriture étant au ventre
de la mère. Elles se déchirent par quelque violent mouvement, saut, chute, coup, toux. »

En 1675, Primerose, Paul Portal, Peu, s'occupent des
hémorrhagies internes des derniers temps de la grossesse,
et, vers la fin du siècle, Mauriceau publie quelques observations ; mais c'est Baudelocque aîné qui, en 1789,

———

(1) *De la grossesse et de l'accouchement des femmes.*

dans son « Traité sur l'art des accouchements », donne une description magistrale de cette importante complication de la grossesse et de l'accouchement.

On lit : « L'hémorrhagie qu'on désigne sous le nom de perte est constamment la suite de la désunion accidentelle d'une portion du placenta d'avec la matrice, et peut se manifester indistinctement dans tous les temps de la grossesse... Cette hémorrhagie n'est pas constamment apparente, et le sang au lieu de se répandre au dehors, s'épanche quelquefois derrière le placenta et y est retenu, tantôt par les forces adhérentes de son bord avec la matrice, tantôt par celles des membranes, ou seulement par la contraction naturelle du col de la matrice même, qui ne s'est pas encore ouvert à l'époque où se fait cet épanchement ; ce qui établit deux sortes de pertes utérines, l'une apparente, et l'autre cachée.

Tous les auteurs ont fait cette distinction, mais l'hémorrhagie cachée n'a paru mériter leur attention qu'autant qu'elle se manifestait après l'accouchement.

Si la structure de la matrice et la résistance que les parois opposent aux agents qui en opèrent le développement semblent porter à croire qu'il ne peut s'échapper beaucoup de sang derrière le placenta, l'observation peu d'accord avec ces connaissances, nous a prouvé plusieurs fois que ces sortes d'épanchements pouvaient devenir assez considérables pour influer manifestement sur les forces de la femme et sur la vie de l'enfant. D'ailleurs, la digue qui retient ainsi le sang, devant se rompre plus tôt ou plus tard, l'hémorrhagie devient apparente, et la perte du nouveau sang que versent librement les vaisseaux ajoute aux dangers qui naissaient déjà de la première. »

La mort de la princesse Charlotte de Galles, survenue en 1818, attira d'une façon toute particulière l'attention sur les pertes cachées de l'utérus ; l'Académie de Médecine institua un prix destiné à récompenser l'auteur du meilleur travail sur le sujet ; l'ouvrage de Baudelocque neveu fut couronné ; Mme Boivin obtint la médaille d'argent ; dans son essai, elle n'admet pas la gravité de ces pertes ; de même, Mme Lachapelle ne croit pas à la possibilité du décollement prématuré du placenta (1).

Baudelocque neveu, dans un ouvrage intitulé « Des hémorrhagies internes de l'utérus (1832) », rapporte des observations de Balme, de Baudelocque aîné, de Chevalier, de Deneu ; il cite Delafortie, qui ouvrit l'utérus d'une femme morte au huitième mois de sa grossesse et qui trouva un décollement presque complet du placenta.

Cazeaux étudie la question dans sa thèse inaugurale, parue en 1835. Braxton-Hicks (2), en 1860, publie 23 observations, et Goodell (3), en 1869, en relate 106 dans un travail de haute valeur. Pilat, en 1874 (4), Brunton (5), en 1875, réunissent de nouvelles observations.

Malgré tous ces faits, Stoltz (6), en 1878, n'admet pas que l'hémorrhagie puisse rester interne. « On a aussi parlé d'hémorrhagie interne, dans laquelle le sang s'accumulerait entre la matrice et le placenta, en repoussant celui-ci en forme d'entonnoir ; ceci est de la théorie pure,

---

(1) *Pratique des accouchements*, t. II, 1821.
(2) *Lancet-London*, t. II, p. 428.
(3) *Am. J. N.-Y.* t. II, p. 281-346.
(4) *Ann. de Gynécol.*, Paris, t. 1, 361, 1874.
(5) *Proc. M. Soc. London.* t. II, p. 88.
(6) *Nouveau dictionnaire de médecine et de chirurgie pratiques*, art. Dystocie, t. XII, p. 191.

que la pratique n'a pas confirmé depuis Baudelocque. »

Depuis, en Angleterre, en Amérique, paraissent, sur la question, les travaux de Horne (1), de William Wey (2), de Jaggard (3), de Kortright (4), de Barnes (5). En France, Tarnier (6) (1888), le professeur Budin (7) (1889) étudièrent à leur tour les hémorrhagies internes. En 1889, Winter (8), en Allemagne, publie une observation qui démontre dans la coupe de l'utérus, qui l'accompagne, le décollement prématuré du placenta. MM. Pinard et Varnier, dans leurs « Etudes d'anatomie obstétricale normale et pathologique (1892) », publient une coupe aussi démonstrative. La même année, Rousseau-Dumarcet (9) étudie de nouveau la question dans sa thèse inspirée par le professeur Pinard et faite sous la direction de Varnier ; il établit deux grandes causes d'hémorrhagie retro-placentaire : l'albuminurie et la brièveté du cordon; la même année, Mlle de Forin (10) traite également le même sujet. Relatons aussi les publications allemandes de Habit (11), Freudenberg (12), Otto von Weiss (13), et la thèse de Faure, à Zurich (1899).

---

(1) *The Dublin Journal of Medec. Science*, p. 439, 1882.
(2) *Med. Rec. N. Y.*, t. XXV, p. 146, 1884.
(3) *Med. News. Philad.*, t. IV, p. 599-603, 1889.
(4) *Brooklyn M. J.*, t. IV, p. 646-652, 1890.
(5) *Lancet-London*, t. II, p. 1038-1040, 1881.
(6) *Traité de l'art des accouchements*, Paris, 1888.
(7) *Leçons de clinique obstétricale*, Paris, p. 27, 1889.
(8) *Durch Kaiserchnitte durch geberende*, Berlin, p. 21, 1889.
(9) Thèse Paris, 1892.
(10) Thèse Paris, 1892.
(11) *Wien med. Wochenschrift*, 1866.
(12) *Archiv. f. Gynœk.*, p. 485, 1885.
(13) *Archiv. f. Gynœk.*, t. XLVI, p. 12, 1894.

A Paris, Marc Lehmann fait sa thèse inaugurale en
1899 sur les hémorrhagies retro-placentaires, thèse inspirée par le professeur Pinard qui, depuis, a publié plusieurs leçons sur la question. Après lui, Lelong (1901) (1)
s'occupe exclusivement des hémorrhagies d'origine traumatique; Cayrol (1904) (2), des hémorrhagies par brièveté du cordon ; la même année, G. Schickele (3), en Allemagne, s'occupe surtout de la question anatomo-patho-
logique. Signalons enfin, sur le sujet, les thèses toutes
récentes (1906) de Crasson, de Landon à Paris, celle de
J. Gaston, à Lyon.

---

(1) Thèse Paris.
(2) Thèse Paris.
(3) *Beitrage f. Geburtshulfe und Gynæk.*,Leipsick, t. **VIII**, p. 3, 1904.

CHAPITRE III

ÉTIOLOGIE

Le diagnostic de la cause de l'hémorrhagie retro-placentaire n'est pas facile à établir, mais, ainsi que M. Pinard l'a montré, *l'albuminurie de la mère* en est la cause la plus habituelle. Il s'agit soit réellement d'une albuminurie gravidique, soit d'une albuminurie due à un mal de Bright ancien et latent ou qui commence seulement, et que la grossesse vient aggraver. Ainsi qu'on peut le voir, nos observations confirment la grande fréquence de cette cause.

Déjà, en 1849, Blot (1) avait relevé douze cas d'hémorrhagie sur quarante-et-une femmes albuminuriques ; Moir (2), en 1864, Chantreuil (3), en 1879, font ressortir les rapports qui existent entre les hémorrhagies intra-

____

(1) Thèse Paris.
(2) *Société médicale d'Edimbourg.*
(3) Thèse Paris.

placentaires et l'albuminurie des femmes enceintes. Le
fait fut mis en relief par Fehling (1) et Pinard, qui reprennent la question presque en même temps et insistent
sur les lésions produites dans le placenta.

Comme nous le verrons dans un autre chapitre, ces
lésions consistent en foyers hémorrhagiques, de nombre,
de forme, de dimensions et d'aspect variables ; la coloration et la consistance des foyers dépendant des modifications subies par le sang épanché et variant suivant l'ancienneté de l'hémorrhagie.

En 1885, Winter communique à la Société obstétricale
et gynécologique de Berlin trois observations d'hémorrhagie retro-placentaire chez des femmes albuminuriques,
mais il n'établit pas de rapport entre l'albumine et ces
hémorrhagies. Ce rapport fut bien démontré par Rousseau-Dumarcet (2), qui publie treize cas dans lesquels
onze fois il s'agissait de femmes profondément albuminuriques avec ou sans éclampsie, avec ou sans antécédents
de néphrite ; il reproduit la coupe publiée par Winter (3)
en 1889, qui montre nettement qu'avant d'être retro-placentaire l'hématome a son origine à l'intérieur du placenta.

Une autre cause du décollement prématuré du placenta, beaucoup moins fréquente, est la *brièveté absolue
ou relative du cordon.*

Déjà signalée par Mauriceau, cette cause a été niée par
de nombreux auteurs. La longueur du cordon est environ

---

(1) *Archiv. f. Gynœk.*, 1886.
(2) Thèse doct., Paris, 1892.
(3) *Zur Medianschnitte durch Geberende*, Berlin, p. 21, 1889.

de 5o centimètres ; elle peut être au-dessous de la moyenne ; le cordon n'a plus que 25, 20, 15 et même 10 centimètres ; c'est la brièveté naturelle. Dans des cas exceptionnels, le cordon manque et le fœtus est, pour ainsi dire, greffé directement sur le placenta.

Quelquefois, le cordon, de longueur normale, se trouve raccourci par suite de son enroulement autour du cou, autour d'un membre du fœtus, autour de l'épaule (observation XI) ; c'est la brièveté accidentelle.

D'après M. Pinard, le décollement pourrait se produire avant tout début de travail, par le seul fait des tiraillements exercés par les mouvements actifs du fœtus. Généralement, c'est au moment du travail, lors de la descente dans l'excavation que le placenta est tiraillé. Dans l'observation XXVII, à la brièveté du cordon, on doit attribuer divers accidents survenus vers la fin de l'accouchement : la lenteur du dégagement des épaules, l'expulsion laborieuse du fœtus, l'hémorrhagie après l'expulsion et après chaque mouvement de l'enfant, enfin la présence d'un caillot volumineux, adhérent au placenta, et de 180 grammes de sang coagulé dans les membranes. Le placenta avait été décollé partiellement et l'enfant, tirant sur le cordon à chaque mouvement, provoquait une nouvelle hémorrhagie.

Il est possible que le décollement se produit plus facilement quand l'insertion du cordon est latérale et surtout marginale et se trouve dans la région voisine du bord supérieur du placenta ; la traction décolle le bord du gâteau placentaire et l'enroule suivant sa face fœtale, tandis que les adhérences à la partie utérine sont rompues moins facilement quand l'insertion est centrale ou sur le bord inférieur, « car, dit Schickele, reprenant une comparaison de Levret, ce serait la même chose que lorsqu'on soulève les bords d'une feuille de papier mouillée ; si l'on prend cette feuille en son milieu, ou si soulevant un coin, on tire dans une direction parallèle à la surface sur laquelle est collé le papier, on déchirera plutôt que d'enlever le papier. »

Les replis amniotiques qui, par leur disposition, peuvent réduire la longueur du cordon et former des membranes s'insérant sur le fœtus et sur le placenta, peuvent également causer l'hémorrhagie interne.

Un exemple frappant en a été communiqué par M. Fieux à la Société de Gynécologie, d'obstétrique et de pédiatrie de Bordeaux. Il présenta une photographie où l'on voyait un replis membraneux s'insérant en même temps sur le cordon et sur le placenta ; il remontait à six centimètres sur le cordon, formant ainsi une corde tendue de 16 centimètres jusqu'au bord du placenta, le cordon mesurait 38 centimètres de longueur. Le travail s'était arrêté lorsque la tête se trouvait déjà sur le plancher pelvien et, à chaque contraction, il s'écoulait un peu de sang ; à l'expulsion du placenta, on constata sur la face utérine un caillot du volume d'un œuf de poule. Ces différents incidents étaient dus à ce fait que le cordon étant un peu court et le méso s'insérant sur le bord le plus élevé du placenta, celui-ci était tiraillé à chaque contraction et se décollait.

De nombreux auteurs, en Angleterre et en Amérique surtout, donnent également comme cause de l'hémorrhagie retro-placentaire, *un traumatisme :* chute, coup sur le ventre, soulèvement d'un gros fardeau.

Les observations, cependant, nous paraissent rares. Combien de femmes se livrent à de pénibles travaux pendant leur grossesse, sans que le cours de celle-ci soit interrompu ! Combien font une chute, subissent même un fort traumatisme sur l'abdomen, sans que, le plus souvent, il n'y ait aucun accident fâcheux ! Il faut souvent admettre, en cas de décollement du placenta une implantation anormalement lâche de celui-ci sur l'utérus, des altérations pathologiques de sa texture (von Guérard), le traumatisme provoquant sans doute la contraction utérine par reflexe.

Quoi qu'il en soit, il est impossible de négliger les cas cités par von Guérard, celui de Malcow Storer cité par Lehmann. Notre observation XXIII publiée par M. Champetier de Ribes est également un bel exemple de décollement du placenta résultant d'un traumatisme : le côté droit du ventre dans la région sus-pubienne porta contre l'angle d'un table. De même l'observation XII : chute de cinq à six marches dans un escalier. Dans l'observation XIX, l'auteur mentionne que la femme avait reçu, sur la paroi abdominale, un choc auquel elle n'avait attaché aucune importance particulière.

Les symptômes d'hémorrhagie retro-placentaire, nous les trouvons également dans un cas de grossesse de quatre mois et demi environ où un traumatisme sur la partie latérale droite de l'abdomen détermina le lendemain une hémorrhagie abondante (observ. XXIX).

L'*hydramnios* est également une cause de décollement prématuré du placenta.

Pendant la grossesse, l'hydramnios à marche aiguë amène une distension anormale des parois utérines ; le placenta arrivé à son complet développement ne suivant pas cet accroissement de la surface peut s'en séparer sur un point. C'est un fait assez rare ; il y a lieu de penser dans ces cas que le placenta est altéré d'une façon quelconque, œdême, maladies des villosités choriales, dégénérescences fibro-graisseuses, on trouve aussi des foyers hémorrhagiques du placenta qui ne semblent pas être la cause de l'hydramnios, mais peuvent, comme elle, être dus à l'albuminurie.

Pendant le travail, le mécanisme inverse se produit lors de la rupture de la poche des eaux ; l'utérus distendu d'une façon exagérée revient sur lui-même et peut se séparer du placenta qui ne suit pas ce mouvement de rétraction.

C'est ce qui peut également avoir lieu dans les cas d'*accouchements gémellaires,* par suite de la diminution du contenu de la matrice, de la différence subite de pression qui en résulte, alors que le premier fœtus est expulsé.

Une autre variété rare d'hémorrhagie retro-placentaire est celle qui se produit dans certains cas d'*insertion du placenta sur la paroi antérieure et le segment inférieur de l'utérus* : « Si, dans cette position, dit Marc Lehmann (1), d'après M. Pinard, une surface solide et résistante, telle que la tête du fœtus se présente au détroit supérieur et tente de s'engager dans l'excavation sous la pression des contractions utérines, elle viendra appuyer fortement sur la partie du placenta qui se trouve juste derrière le plan osseux formé par la symphyse et les deux

----

(1) Thèse doct., Paris, 1899.

branches du pubis. L'engagement de la tête du fœtus
ne peut se faire alors qu'en entraînant avec elle la partie
du placenta sur laquelle elle presse ; elle exerce des
tractions, des tiraillements qui, bien qu'ayant une direction tangente à la surface du placenta, n'en sont pas
moins effectifs et suffisent pour l'arracher de sa base
d'implantation; que les membranes existent ou qu'elles
soient rompues, l'action purement mécanique de la tête
fœtale sur le placenta qu'elle tient étroitement serré contre un plan solide n'en subsiste pas moins, c'est
un véritable décollement direct qui provoque l'hémorrhagie. » Le placenta se décolle et saigne, il arrive un moment où la tête, en descendant, comprime le bord inférieur contre le bord osseux du bassin, l'hémorrhagie
cesse alors de se manifester au dehors, mais elle peut
continuer derrière le placenta.

Nous avons enfin à citer l'*endométrite* comme cause
du décollement du placenta, elle provoque d'ailleurs l'expulsion prématurée à toutes les périodes de la grossesse,
« elle est primitive et locale, ou en rapport avec une affection générale », elle produit le décollement du placenta
par suite du « mauvais état de la sérotine qui se prête
mal à l'extension des vaisseaux qui sont eux-mêmes malades, car alors ceux-ci ne se laissent pas distendre par
l'afflux sanguin et se déchirent ». (Tarnier et Budin.) (1)

De ces différentes causes admises aujourd'hui, c'est,
nous l'avons vu, l'albuminurie qui tient la place la plus
importante. A côté d'elles, il est d'autres affections au
cours desquelles on a signalé l'hémorrhagie rétro-placen-

______

(1) *Traité d'accouchements*, 1886.

taire, ce sont, par exemple : la variole, le choléra, la leu-
cocythémie, l'atrophie aiguë du foie, l'érysipèle, la ma-
laria, etc. Mais ne pouvons-nous pas incriminer ici les
troubles rénaux qui surviennent fréquemment au cours
de ces diverses affections ?

Notre observation XVIII est un cas de développement
prématuré du placenta chez une femme nettement hémo-
philique, le sang était remarquable par sa transparence
fluide et laquée et par l'absence presque complète de caillots.

Haberlin (1) et Wyder ont observé un cas qu'ils attri-
buent à une maladie de Basedow. Ici encore la véritable
cause du décollement serait l'albuminurie ou plutôt cet
état d'auto-intoxication que Pinard appelle hépato-toxé-
mie gravidique et dont l'albuminurie n'est qu'un symptôme. On tend en effet à admettre actuellement que l'hé-
pato-toxémie de la grossesse peut se compliquer de goî-
tre exophtalmique. Audebert (2) a exposé tout récemment
la question ; il lui paraît certain que chez une femme in-
toxiquée, les poisons organiques ont alors porté leur action sur le système nerveux et principalement sur le grand
sympathique.

On a rapporté comme cause d'hémorrhagie retro-placentaire quelques cas de phtisie avancée ; Lohlein cite un
cas qu'il attribue à une affection cardiaque grave ; par
contre, d'autres publications relatent dans ce dernier cas
l'adhérence remarquable du placenta à la paroi utérine.
Von Guérard (3) croit qu'abstraction faite de la néphrite,

(1) *Centralblatt f. Gynœk.*, t. IV, p. 457, 1890.
(2) *Annales de Gynécol. et d'Obstétrique*, Septembre 1906.
(3) *Monatschrifts f. Geburtshulfe und Gynœk.*, Berlin, t. XIV, 1901.

le genre de la maladie est moins important que la faiblesse de l'organisme résultant de la maladie elle-même
ou d'un mauvais état général antérieur provenant soit
d'une alimentation défectueuse, de fatigues, enfin de la
multiparité, ce qui produirait un relâchement dans la
tonicité des fibres musculaires de l'utérus ; il cite à
ce sujet la statistique de William Goodell de laquelle il
ressort que sur 64 cas, il ne s'agit que dans 11, de partu-
rientes ayant eu de un à trois enfants et justement dans
ces cas on trouve comme cause l'albuminurie. Les 53 autres malades sont toutes des multipares, les unes ayant eu
jusqu'à quatorze enfants.

La statistique de Mlle de Forin (1) donne sur 110 femmes, 70 multipares, 29 primipares, 12 fois le nombre
des grossesses n'a pu être déterminé. Lehmann ne croit
pas que l'on puisse indiquer la multiparité comme cause
prédisposante, il trouve sur 31 cas, 19 multipares. Nos
observations ne nous permettent pas également d'incriminer la multiparité ; il ne faut pas d'ailleurs oublier
qu'une des causes les plus importantes de l'albuminurie
gravidique est la primiparité.

A ces causes admises par les uns, niées par les autres,
nous devons en ajouter une catégorie d'autres également
discutées ; celles-ci paraissent banales ; en effet, on
aurait observé l'hémorrhagie retro-placentaire à la suite
d'un simple effort comme le vomissement, la toux, la
défécation ; les rapports sexuels ont été également incri-
minés ; enfin, on cite une émotion vive comme une violente colère, une frayeur subite, une vive contrariété.

---

(1) Thèse Paris, 1892.

Notre observation XXI publiée par M. Doléris (1) entre dans cette dernière catégorie ; voici les réflexions que l'auteur émet au sujet de l'étiologie : « La malade a accusé des maladies et des maux de reins intenses, elle se sentait nerveuse sans raison ; cela est banal si l'on veut, mais cela constitue la caractéristique de cette grossesse qui différait en cela des trois précédentes. Je ne suis pas éloigné de croire que certaines formes de neurasthénie prédisposent aux troubles circulatoires habituels dans l'appareil génital et je croirais assez volontiers que ces troubles caractérisés parfois par des congestions très intenses peuvent aller chez la femme enceinte jusqu'à la rupture d'une grosse veine placentaire sous l'influence d'une tension excessive. »

Cette même observation est donc un nouvel exemple de décollement placentaire résultant *d'une rupture du sinus circulaire*. Cette cause peu fréquente est prouvée anatomiquement d'une façon indiscutable par M. Budin, dans son « Traité des femmes en couches et nouveaux-nés », (planche IV). On y voit une partie de la surface utérine du placenta recouverte par un gros caillot qui se prolonge dans le sinus circulaire déchiré. L'hémorrhagie provenait donc dans ce cas d'une rupture du sinus circulaire ; le sang sorti du sinus avait soulevé et décollé le placenta et les membranes.

---

(1) *Annales de Gynécologie et d'Obstétrique*, Avril 1902.

CHAPITRE IV

SYMPTOMES

Les symptômes de l'hémorrhagie retro-placentaire dépendent de la quantité de sang épanché, c'est dire que quelquefois ils se bornent à un simple malaise et le diagnostic n'est fait qu'au moment de la délivrance et que parfois la femme succombe en quelques instants.

A la suite d'un traumatisme ou le plus souvent sans cause apparente, une femme généralement dans le dernier trimestre de sa grossesse, ressent une douleur dans l'abdomen ; c'est une douleur tantôt sourde, progressive, difficile à localiser, quelquefois plus intense en un point spécial de l'abdomen, au côté droit dans notre observation II, tantôt vive, lancinante et qui se produirait au moment spécial où le placenta se décolle, il semble à la femme que son ventre va éclater, elle a la sensation que

« quelque chose se déchire brusquement dans son ventre » (observ. XIX), la douleur est continue (observ.
XVI), la palpation l'exaspère, on trouve quelquefois de
l'hyperesthésie de la paroi abdominale (observ. VIII). En
même temps apparaissent des symptômes généraux qui
sont ceux de toutes les hémorrhagies graves. La femme
se sent fatiguée, elle pâlit, éprouve des vertiges, elle a des
vomissements, devient de plus en plus faible, elle ressent
un malaise général, des tendances syncopales. Dans certains cas, la malade est agitée au début, elle a des bâille-
ments, elle a besoin d'air (observ. VIII), le regard donne
l'impression de l'angoisse et de l'inquiétude ; ces diverses
manifestations peuvent aboutir au collapsus ; le corps est
couvert de sueurs froides, les téguments sont pâles, les
lèvres décolorées, le facies est déprimé, la respiration est
haletante et, symptôme très important, le pouls s'accélère, il atteint 130 et 140, il devient incomptable, imperceptible. Le pouls est précieux à examiner pour voir
à quel point de gravité en est arrivée l'hémorrhagie.

Comme symptômes locaux, l'utérus change de volume ; celui-ci n'est pas en proportion avec l'époque de la
grossesse, il prend un développement exagéré, la distance du fond de l'utérus à la symphyse pubienne est de
36, 38, 40 centimètres et cela pour des grossesses de
7 mois et demi. Les malades elles-mêmes quelquefois ont
remarqué que leur ventre a augmenté depuis la veille
(observ. I et II) ; la distension se fait graduellement,
elle peut être brusque, l'accumulation de sang est parfois
considérable. Winter a publié le cas d'une femme dont
l'utérus au sixième mois de la grossesse touchait l'appendice xyphoïde.

Ces changements de volume s'accompagnent de modifications de la forme et de la consistance de l'utérus. Cet organe présente une forme tantôt oblongue, tantôt irrégulière, il est dévié de la ligne médiane; Habit a constaté des cas où la matrice avait absolument la forme d'une boule. Rühl (observ. XIX) a perçu sur la paroi antérieure et sur le fond une tumeur ayant presque la grosseur d'une tête d'homme.

Ce qui est caractéristique, c'est la dureté de l'organe, qui est contracté d'une façon permanente, comme tétanisé, cet état de contraction permanente est la « dureté ligneuse », comme l'appelle M. Pinard. On observe du moins le plus souvent cette dureté ; certains auteurs, Barnes, Baudelocque, Leroux, Kortright, Mme Henry, ont constaté de l'empâtement qui correspondrait à l'endroit où s'est formé l'épanchement. La palpation, généralement douloureuse, est difficile en raison même de la fréquence des contractions et de l'état de tétanisation de l'utérus.

L'auscultation est ordinairement négative, le fœtus a succombé le plus souvent dès le début des accidents, la femme s'en rend parfois compte, elle ne perçoit plus les mouvements du fœtus depuis le début (observ. II) ; l'enfant est mort asphyxié, puisque le placenta étant décollé, la circulation interne n'existe plus.

Quant au toucher, si l'orifice du col reste fermé, on ne trouve rien que le segment inférieur dur et résistant « comme enclavé dans l'excavation ainsi qu'une sébille en bois » (Pinard) (1) ; dans l'observation XXVIII, le

____

(1) *Revue internationale de Médecine et de Chirurgie*, Paris, t. XV, p. 397, 1904.

doigt franchissant l'orifice externe entr'ouvert arrive sur l'orifice interne rigide « comme un anneau de fer ». Si le col est effacé, le doigt arrive sur les membranes, bombant dans l'orifice et tendues d'une façon permanente, de sorte que ce moyen d'exploration ne donne aucun renseignement sur l'orientation du fœtus.

Quant à l'hémorrhagie, elle revêt des formes bien différentes. Le sang peut s'épancher seulement dans le centre du placenta, le décollement est partiel, il déprime les tissus placentaire et utérin en formant une véritable loge comblée de caillots.

Lorsque l'hémorrhagie décolle la périphérie du placenta, le sang s'insinue entre l'utérus et les membranes, arrive jusqu'à l'orifice interne du col. Sous la pression du muscle utérin, la partie fœtale qui s'engage s'applique exactement sur le segment inférieur et ferme hermétiquement le col rigide, le sang ne peut s'échapper au dehors. « Malgré l'abondance de l'hémorrhagie interne, les parois de l'œuf sont généralement assez résistantes pour empêcher le sang de pénétrer dans la cavité amniotique, cependant les membranes décollées et refoulées par l'épanchement sanguin peuvent, par suite de la pression exercée par cet épanchement, se déchirer au voisinage du placenta. Le sang pénètre alors dans la cavité de l'œuf, se mêle au liquide amniotique, l'hémorrhagie devient intra-amniotique » (Schuhl (1). Dans ce cas, au moment de la rupture de la poche des eaux, le liquide qui s'écoule, au lieu d'être normal, opalescent, ou légèrement rosé, couleur Porto, cette dernière teinte résultant

---

(1) *Revue médicale de l'Est*, t. XXXII. p. 289. 1900.

lorsque l'épanchement remonte déjà à quelques heures, à ce fait que les matières colorantes du sang peuvent passer à travers les membranes, le liquide amniotique, disons-nous, sera rouge, fortement coloré par le sang, le fœtus, au moment de son expulsion, sera couvert de sang sur sa surface, et, après l'accouchement, l'examen du délivre permettra de reconnaître la solution de continuité par laquelle le sang a pénétré dans l'œuf avant de s'écouler à l'extérieur (observ. XXIV).

Le plus souvent, le sang après avoir décollé les membranes franchit l'orifice du col et se fait jour à l'extérieur, l'hémorrhagie devient mixte ; pour cela, il faut que les contractions utérines reprennent assez de vigueur pour expulser le sang, que la présentation ne soit pas encore fixée ; si c'est la tête qui se présente, au moment des contractions, elle obstrue l'orifice du col, le sang ne s'écoule pas, il s'échappe lorsque les contractions cessant, la tête remonte.

Le sang lui-même est rouge foncé, plutôt noir, il est liquide ou bien il est accompagné de caillots noirâtres qui s'échappent après les contractions. Dans quelques cas, on constate l'expulsion de sérum exprimé des caillots qui se forment entre le placenta et la paroi utérine.

Lorsque le décollement placentaire est peu marqué, l'hémorrhagie qui en résulte peut ne pas être suffisamment abondante pour produire des symptômes inquiétants et amener la mort du fœtus ; le sang se coagule derrière le placenta, au moment de la délivrance, on trouve les traces de l'hémorrhagie, infarctus anciens ou couches de fibrine décolorée.

Le plus souvent le fœtus succombe dès le début de

l'hémorrhagie, et, s'il séjourne quelque temps dans la cavité utérine, il subit les phénomènes de la macération Mais généralement le travail ne tarde pas à s'établir ; dans quelques cas heureux pour la mère, l'accouchement se fait rapidement. Le plus souvent le travail est lent, il subit de fréquents arrêts, c'est alors que l'état de la femme devient plus inquiétant ; les phénomènes généraux que nous avons signalés s'accentuent, le pouls devient de plus en plus rapide, la femme tombe dans le collapsus, elle succombe rapidement si une thérapeutique active n'est pas employée.

P. Rudaux (1) croit que dans le cas où l'hémorrhagie est purement interne, il faut faire entrer en ligne de compte et l'hémorrhagie et le shock, car la quantité de sang accumulé entre le placenta et la paroi utérine n'est généralement pas suffisante pour expliquer la mort. L'utérus serait le point de départ d'un reflexe dont le point d'arrivée serait le bulbe, l'irritation bulbaire provoquerait des phénomènes d'arrêt ayant la mort comme conséquence ; ce n'est donc pas l'anémie seule qu'il faudrait toujours accuser.

Quoi qu'il en soit, il est des cas où la quantité de sang épanché est intense, 1,500 et 2,000 grammes, et les malades, si elles échappent à la mort pendant l'accident, restent sous le coup d'une anémie profonde pendant de longs mois.

Lors de l'expulsion du fœtus, le placenta, s'il est complètement décollé, vient immédiatement suivi lui-même

---

(1) *Archives générales de Médecine*, n° 18. 1906.

par du sang et d'abondants caillots, c'est ce qu'on a appelé « l'accouchement en avalanche ».

Lorsque le décollement se produit pendant le travail, les différents symptômes peuvent ne pas être remarqués au début, ils attirent moins l'attention, les douleurs, par exemple, sont attribuées aux contractions utérines ; ici, il est rare que l'hémorrhagie reste longtemps interne (Tarnier et Budin) ; parfois, l'accoucheur n'ayant rien remarqué de particulier pendant le travail, assiste après l'expulsion de l'enfant à l'issue d'une avalanche de caillots.

CHAPITRE V

DIAGNOSTIC

—————

Nous avons vu que lorsque le décollement du placenta est restreint, l'hémorrhagie peu abondante se traduit par un simple malaise qui passe inaperçu, et le diagnostic n'est fait qu'au moment de la délivrance ; il est au contraire des cas graves où le diagnostic rapide a une importance considérable, car il entraîne à sa suite une thérapeutique qui doit être vivement menée, sous peine de voir succomber la malade quelquefois en quelques minutes, et c'est dans ces cas que l'accoucheur peut être le plus embarrassé, quand la femme est incapable de fournir aucun renseignement.

Lorsqu'il y a prédominance des phénomènes généraux de l'hémorrhagie interne, on songe à la rupture d'une grossesse ectopique. Celle-ci, qui survient à une époque

plus rapprochée de la conception, a généralement un début dramatique ; une douleur vive, subite, éclate dans
l'abdomen et s'irradie vers le rectum, la vessie et les
reins ; les signes d'hémorrhagie interne sont d'emblée
portés à leur maximum, décoloration des téguments, pe-
titesse du pouls, abaissement de la température, syncope.
Ce sont également les phénomènes généraux de l'hémorrhagie retro-placentaire grave d'emblée ; mais les signes
locaux sont bien différents : le toucher vaginal montre le
col de l'utérus peu développé, difficilement accessible,
fortement repoussé en avant et accolé à la face postérieure
du pubis. Le doigt tombe en arrière sur une tumeur volumineuse, située dans le cul-de-sac postérieur, proémi-
nant souvent d'un côté ou de l'autre. La palpation hypo-
gastrique indique que du liquide s'est épanché dans le péritoine.

Les symptòmes graves d'hémorrhagie interne précédés
d'une violente douleur dans l'abdomen, peuvent faire
penser à une rupture spontanée de l'utérus. C'est là un
accident rare, qui s'observe le plus souvent pendant le
travail, chez les grandes multipares, avec présentation de
l'épaule. Ici, les contractions utérines se suppriment généralement, et le sang qui s'écoule des organes génitaux
a ordinairement des caractères particuliers auxquels Tarnier attribue une grande valeur : il est de couleur foncée,
noirâtre, épais et poisseux. Au palper, on constate une
déformation particulière du ventre, qui est irrégulier ;
certaines parties fœtales peuvent être plus directement ac-
cessibles que d'autres, lorsque le fœtus est en partie passé
dans la cavité abdominale, on sent l'utérus petit, contracté; cela ne ressemble en rien aux descriptions données

dans le cas d'hémorrhagie retro-placentaire, où l'on trouve l'utérus très distendu, tétanisé et ne permettant pas de délimiter le fœtus par la palpation ; enfin, dans la rupture de l'utérus, la partie fœtale est généralement peu accessible par le toucher, et les membranes sont flasques.

On éliminera rapidement les coliques intestinales, hépatiques ou néphrétiques, auxquelles on aura pu songer tout d'abord, en raison des douleurs du début.

Les phénomènes douloureux de l'abdomen, surtout lorsqu'ils sont plus intenses du côté droit, font penser à une crise d'appendicite survenant pendant la grossesse (observ. II). Mais bien que dans les deux cas on peut avoir des symptômes semblables, comme des vomissements, comme l'hyperesthésie de la paroi abdominale, rendant la palpation difficile, l'absence des autres symptômes locaux de l'hémorrhagie retro-placentaire et surtout des phénomènes généraux, vient établir le diagnostic ; cela, du moins dans les formes bénignes de l'appendicite, mais il n'en est plus de même pour l'appendicite aiguë avec péritonite généralisée. Celle-ci ressemble, par ses symptômes généraux, au décollement prématuré du placenta. Dans les deux cas, le pouls est rapide et la température presque normale ; mais, dans la péritonite, les vomissements qui s'établissent sont incessants et abondants, la face prend rapidement un aspect grippé spécial ; enfin, les deux affections diffèrent surtout par les signes locaux ; dans la péritonite d'origine appendiculaire, en effet, le ventre, d'abord rétracté, en peu de temps est tendu, ballonné ; le météorisme devient excessif, et c'est le ventre tout entier qui augmente de volume.

L'hydramnios aiguë a été confondue avec l'hémorrhagie retro-placentaire ; mais si quelques symptômes locaux peuvent se prêter à cette confusion, comme le développement rapide du ventre en quelques jours, la tension extrême de l'utérus, qui empêche de déterminer la
fluctuation, les symptômes généraux ne sont pas ceux
de l'hémorrhagie interne, ce sont des phénomènes de
compression surtout du côté des appareils cardio-vascu-
laires.

Fristch a relaté un cas où une vessie, énormément dis-
tendue par l'urine, aurait été prise pour une hémorrhagie
intra-utérine.

Quand c'est l'hémorrhagie externe qui attire principalement l'attention, on pourra songer à la rupture d'une
varice génitale. Lorsqu'après la rupture de l'œuf le liquide amniotique s'écoule intimement mélangé au sang,
on distinguera une hémorrhagie retro-placentaire avec
effraction du sang dans la cavité amniotique, de la rupture des vaisseaux du cordon, par ce fait que, dans ce
dernier cas, l'état maternel est peu modifié.

La rupture du sinus circulaire, sans décollement du
placenta, donne naissance à des symptômes moins graves que chez celui-ci ; le plus souvent, il n'y a pas de douleurs, pas d'accumulation du sang entre l'œuf et l'utérus, pas d'augmentation du volume du ventre ; l'hémorrhagie, généralement externe, est faible ; l'enfant, presque toujours, est vivant ; les battements fœtaux sont normaux, quoiqu'un peu sourds, et, au point de vue général,
on n'a pas l'anémie rapide des hémorrhagies par décollement placentaire.

Le plus souvent, en présence d'une hémorrhagie survenant pendant les derniers mois de la grossesse, on songe à une insertion vicieuse du placenta. Mais ici l'écoulement sanguin survient généralement sans cause appréciable. C'est un écoulement à répétition, qui se montre d'une manière insidieuse, alors que la femme est tranquillement assise ou même couchée. La couleur du sang diffère d'ailleurs dans les deux cas ; ce liquide est rouge lors de l'insertion vicieuse; il est plutôt noirâtre dans l'hémorrhagie retro-placentaire. De plus, dans ce dernier cas, la quantité de sang écoulé au dehors est faible par rapport aux symptômes généraux ; nous savons que ceux-ci peuvent être intenses, tandis que l'hémorrhagie externe est insignifiante ; dans l'insertion vicieuse, au contraire, ils sont toujours en rapport avec la quantité de sang épanché à l'extérieur (Fieux). On ne constate pas ici de phénomènes douloureux, pas de modification du ventre, l'utérus conserve sa consistance molle, élastique. A la palpation, on sent la partie qui se présente à peine amorcée et s'appliquant mal sur le détroit supérieur ; par le toucher, on perçoit le col dévié vers l'un des culs-de-sac, caché, pour ainsi dire, au fond d'une dépression, tandis que dans la partie opposée le segment inférieur est tendu et épais. Pendant le travail, on sent les membranes rugueuses ; on peut, au fur et à mesure de la dilatation, sentir des cotyledons placentaires directement avec le doigt. Mais nous avons vu, à propos de l'étiologie, que lorsque le placenta est inséré sur le segment inférieur, à sa partie antérieure, le sang, pendant le travail, peut s'accumuler derrière lui; les pertes externes s'arrêtent, le pouls s'accélère, l'utérus devient dur et ligneux ; on est alors en présence des symptômes retro-placentaires.

Nous croyons bon d'opposer ici, dans un tableau, les différents signes cliniques des hémorrhagies par insertion vicieuse à ceux des hémorrhagies se produisant derrière le placenta.

Hémorrhagie par insertion vicieuse	Hémorrhagie rétro-placentaire
Ecoulement de sang, à répétitions, se produit sans cause apparente, d'une manière insidieuse.	Ecoulement de sang qui peut être très abondant d'emblée, à caractère brusque et aigu.
Sang rouge.	Sang noirâtre.
Symptômes généraux en rapport avec la quantité de sang écoulé au dehors.	La quantité de sang écoulée au dehors est faible par rapport aux symptômes généraux.
Pas de phénomènes douloureux.	Douleur profonde dans les reins et l'abdomen, souvent localisée en un point.
Le ventre n'est pas modifié.	Le ventre est augmenté de volume.
Utérus mou.	Utérus de consistance ligneuse.
Col dévié, caché au fond d'une dépression latérale.	Le col n'est pas dévié.
Segment inférieur tendu et épais d'un côté.	Segment inférieur régulier, mais uniformément dur.
Poche des eaux tendue seulement pendant les contractions.	Poche des eaux bombée, constamment tendue, même dans l'intervalle des contractions.
Pendant la dilatation, la tête bute sur une surface élastique, qui l'empêche de se fixer.	Pendant la dilatation, la tête s'applique bien, se fixe et s'engage facilement.

Nous avons dit plus haut que, lors de l'insertion du placenta sur le segment inférieur, on peut, au fur et à mesure de la dilatation, sentir des cotylédons placentaires directement avec le doigt. C'est ce dernier symptôme qui

a pu être cause d'erreur de diagnostic dans quelques cas
de décollement du placenta inséré haut ; en effet, si par
le toucher on a senti dans l'aire de la dilatation, un corps
assez volumineux, résistant et élastique, fixé aux membranes de l'œuf, ce corps, formant un véritable coussinet
séparant le doigt de la tête fœtale et épaississant un côté
du segment inférieur, on croit toucher le placenta, tandis que c'est un gros caillot adhérent aux membranes,
donnant tout à fait la sensation de cotylédons détachés
(observ. **VIII**).

De même, il faudra songer au cas de faux placenta
prœvia, dans lequel le doigt atteint le placenta, mais où
celui-ci, décollé de son insertion, a glissé sur l'orifice interne du col.

Mentionnons enfin un cas relaté par M. Souligoux (1),
où une malade présentait des hémorrhagies avec une augmentation de l'utérus ; l'organe était volumineux et douloureux, et, en aucun point, on ne pouvait trouver les
parties fœtales. On diagnostiqua un fibrome utérin ; on
fit l'hysterectomie sus-vaginale, et on s'aperçut qu'il
s'agissait d'une grossesse de cinq mois environ, avec hémorrhagie retro-placentaire considérable.

Nous devons signaler maintenant un procédé récent qui
peut contribuer à éclairer le diagnostic. Ce procédé, pré-
conisé par M. Davraigne, le 15 juin 1905, à la Société
d'obstétrique de Paris, est basé sur le dosage de l'hémoglobine ; il permet de conclure qu'on est en présence d'une
hémorrhagie interne. « Nous pouvons dire que dans le
cas où, de par l'absence d'un ou de plusieurs signes

-----

(1) *Soc. d'Obstétrique de Paris*, 17 mars 1904.

classiques importants de l'hématome retro-placentaire, le diagnostic est hésitant, le dosage de l'hémoglobine est un bon moyen clinique à la disposition du praticien pour éclairer un diagnostic particulièrement difficile. » (Davraigne).

La diminution de l'hémoglobine après hémorrhagie tient, en effet, à ce que la restitution *ad integrum* du milieu interne se fait plus rapidement au point de vue quantitatif (volume du sang, valeur de la pression artérielle), qu'au point de vue qualitatif (globules, hémoglobine). Cette diminution de l'hémoglobine est très marquée, comme le prouvent des expériences nombreuses, où l'on a constaté, après des saignées plus ou moins intenses, la quantité d'hémoglobine diminuée de moitié, du cinquième, selon la quantité de sang perdu.

Davraigne se sert du petit hémoglobinomètre de Gowers, d'un emploi simple, réalisable partout et, en somme, pratique, puisque dans les deux observations publiées par l'auteur, on put établir le diagnostic après avoir constaté, dans un cas, 59 o/o d'hémoglobine, dans l'autre, 65 o/o, les recherches n'ayant duré que trois minutes environ.

CHAPITRE VI

PRONOSTIC

Le pronostic des hémorrhagies retro-placentaires est presque fatal pour l'enfant ; il est grave pour la mère.

Il n'est guère possible, en effet, de sauver l'enfant ; il succombe dès le début des accidents, rarement au moment où l'on intervient, le travail d'asphyxie n'a pas fait son œuvre ; c'est ce que démontrent les différentes statistiques publiées à ce sujet :

Goodell :	sur	107 enfants,	101 meurent.	
Hennig :	»	111	»	104	»
Moreau :	»	14	»	10	»
Coë :	»	126	»	118	»
R. Dumarcet :	»	13	»	13	»
Mme Henry :	»	28	»	26	»
Mlle de Forin:	»	110	»	91	»
Lehmann :	»	32	»	30	»

Nous ne jugeons pas utile d'établir, d'après ces chiffres, une proportion pour cent cas, les nombres publiés par les différents auteurs étant trop dissemblables ; ils indiquent seulement que, malgré toute la thérapeutique, l'enfant est rarement sauvé. Dans les 28 observations (1) que nous avons rassemblées, on voit que 25 fœtus ont succombé avant l'expulsion ; des trois qui ont survécu, un est né en état de mort apparente (observ. VII) ; pour le deuxième, la délivrance artificielle a démontré que le placenta était encore adhérent dans la plus grande partie de son étendue (observ. XXIV) ; pour le dernier, enfin, les accidents dus à un cordon trop court, sont survenus au cours du travail, au moment du dégagement des épaules, et ils ont été vivement enrayés (observation XXVII).

Pour la mère, le pronostic, quoique sérieux, est moins grave. A part certains cas où les accidents amènent une mort rapide, actuellement une thérapeutique vivement menée permet généralement de sauver la mère. Les différentes statistiques données par les auteurs sont très différentes les unes des autres; les moins récentes indiquent une mortalité supérieure à celle donnée par les autres ; cela résulte probablement de ce fait que l'attention des auteurs a été longtemps attirée par les cas graves. Ainsi, nous trouvons :

____

(1) Dans la 29ᵉ observation, il s'agit d'un avortement.

Braxton-Hicks :	sur	23	femmes,	15	meurent.
Goodell :	»	106	»	55	»
Hennig :	»	110	»	56	»
Moreau :	»	13	»	1	»
Coë	»	152	»	71	»
R. Dumarcet :	»	13	»	5	»
Mme Henry :	»	28	»	2	»
Mlle de Forin :	»	110	»	31	»
Lehmann :	»	31	»	2	»

Dans nos 29 observations, nous relevons trois fois la mort de la mère. Dans l'une (observ. XVII), la femme a succombé sept heures après le début du travail, avant que toutes les ressources de la thérapeutique puissent être employées ; dans la seconde, la femme était une hémophile (observ. XVIII), l'hémorrhagie revêtait, par ce fait, un caractère de gravité rare ; chez la troisième femme enfin, (observ. XXVI), le décollement du placenta coïncidait avec une déchirure extra-muqueuse du tissu utérin, l'hémorrhagie reconnaissait une double origine, le sang s'était épanché d'une part dans l'intérieur de l'utérus, et d'autre part dans la cavité péritonéale.

CHAPITRE VII

ANATOMIE PATHOLOGIQUE

Certains cas d'hématome retro-placentaire ont été observés *in situ*. D'après A.-C. Baudelocque (1), Delaforterie pratiquant une opération césarienne « retira de la matrice du sang noir et coagulé que l'on estima à trois chopines au moins et qui donna lieu de reconnaître un grand vide entre le placenta et la matrice ; il introduisit la main dans toute la circonférence de cette cavité et reconnut que les bords du placenta avaient conservé leurs adhérences avec l'utérus ».

Cazeaux relate un fait analogue relevé dans le *New Medical and Physical Journal* de 1815 : « Une femme à terme perd environ par la vulve 32 grammes de sang, a

---

(1) *Traité des hémorrhagies internes de l'utérus*, Paris, 1832.

une syncope et meurt. A l'autopsie, on trouve que le centre du placenta était décollé, les bords étant bien adhérents ; dans le cul-de-sac ainsi formé, il y a une pinte et demie (environ 1,400 grammes) de sang coagulé.

La coupe pratiquée en 1889 par Winter sur un cadavre congelé, celle de Pinard et Varnier montrent l'hématome retro-placentaire soulevant le placenta d'une manière manifeste. L. Seitz, dans *Archiv. für Gynœkologie,* 1903, publie une coupe également très démonstrative.

Lorsqu'on examine le placenta sur sa face utérine, on constate qu'il est recouvert de caillots plus ou moins adhérents et différents d'aspect selon leur âge ; ils sont mous et noirâtres quand l'hémorrhagie est récente, durs et fibrineux quand elle est ancienne. Ce sont ces caillots ainsi que le sang qui les accompagne qui rompent les attaches du placenta avec l'utérus. Par un examen attentif, on arrive très souvent à reconnaître le point d'origine de l'hémorrhagie qui a tout d'abord eu un foyer intra-placentaire avant d'être retro-placentaire.

Au niveau des caillots, le placenta présente une dépression plus ou moins marquée suivant l'abondance de l'hémorrhagie et suivant qu'elle est plus ou moins récente, les parties décollées sont telles que le diagnostic rétrospectif de la lésion peut être fait ; elles sont aplaties, tassées en forme de cupule pouvant contenir jusqu'à 1.500 grammes de sang (Freudenberg) ; les tissus qui forment cette loge sont décolorés, exangues, friables ; les cotylédons sont difficiles à reconnaître. La partie non décollée est normale, parfois un peu congestionnée. La face fœtale n'est pas sensiblement modifiée, elle peut être surélevée au point correspondant au caillot.

Le volume de l'épanchement est variable, tantôt il est minime, tantôt il occupe toute la partie centrale du placenta et se trouve arrêté par les limites plus solides de la circonférence ; tantôt le sang franchit ces limites et s'insinue sous les membranes, forme une poche où il s'accumule. Le placenta enfin peut être complètement décollé. Les parois de l'œuf résistent généralement assez pour empêcher le sang de pénétrer dans la cavité amniotique, mais, comme nous l'avons dit dans un chapitre précédent, il est des cas où les membranes se déchirent, le sang va se mêler au liquide amniotique ; lorsqu'on examine le délivre, on retrouve facilement la solution de continuité. Les faits d'hémorrhagie intra-amniotique qui ont été publiés sont rares. M. Tissier, dans le traité d'accouchements de Tarnier et Budin, rapporte trois cas de Peu, Jacquemier et Bonnaire. Notre observation XXIV publiée par M. Schuhl (1) est un beau cas de déchirure des membranes par laquelle le sang s'est répandu dans la cavité de l'œuf. L'examen du délivre a montré deux déchirures, l'une correspondant vraisemblablement à l'orifice utérin et l'autre en rapport avec la partie supérieure de l'œuf ; le fœtus à l'expulsion était couvert de sang.

Nous avons vu que quelquefois la rupture du sinus circulaire peut être suivie du décollement du placenta (observ. XXI). En général, l'hémorrhagie qui résulte de la rupture du sinus circulaire décolle les membranes et c'est derrière elles que l'on trouve un caillot s'élargissant à mesure qu'il s'éloigne du placenta, mais toujours retenu par un pédicule au sinus circulaire. « Quelquefois, dit

---

(1) *Revue médicale de l'Est*, t. XXXII, p. 289, 1900.

Leroux (1), mais plus rarement, le sang s'étale sur les cotylédons et presque toujours, en ce cas, le caillot ne dépasse pas le rebord placentaire, comme s'il n'avait pu décoller les membranes. Enfin, lorsque l'hémorrhagie a été abondante, on trouve un caillot qui s'étend à la fois sur les membranes et sur les cotylédons. »

De rares examens anatomo-pathologiques du muscle utérin dans le cas de décollement prématuré du placenta ont été pratiqués. Von Guérard (2) relate un cas où l'examen de l'utérus montra une inflammation grave du muscle, une augmentation du tissu conjonctif interstitiel, une infiltration cellulaire jusqu'à presque disparition des fibres musculaires sans modifications des vaisseaux. L. Seitz (3) a constaté que la couche musculaire correspondant au lieu d'insertion du placenta présentait un état de dégénérescence commençante, il y avait une légère infiltration leucocytaire, les vaisseaux présentaient par place une forte prolifération de l'endothélium, certains étaient oblitérés. Les endroits les plus touchés par les phénomènes de dégénérescence étaient très pauvres en vaisseaux. On comprend que de telles lésions sont bien capables d'occasionner une attache défectueuse du placenta avec la paroi utérine.

Dans notre observation XXVIII, publiée par Le Lorier (4), les lésions de l'utérus consistent « en un point probablement rapproché de la séreuse, en une infiltration hémorrhagique légère, tendant à dissocier les fibres

---

(1) Thèse, Paris 1905.
(2) *Monatschrifts f. Geburtshulfe und Gynœk..*, Berlin, XIV, 1901.
(3) *Archiv. f. Gynœk.*, Bd., 71, 1903.
(4) *Ann. de Gynécol. et d'Obstétrique*, juin 1906.

musculaires et qui répond aux constatations faites *de visu* de petites taches ecchymotiques à la surface de l'utérus. Le reste de la musculaire paraît tout à fait sain. Il semble bien que l'on doit considérer ces petites hémorrhagies comme le premier stade d'un processus qui aurait abouti à une rupture de l'utérus progressant de dehors en dedans, de la musculeuse vers la muqueuse. » La deuxième étape, la rupture de l'utérus, nous la voyons dans l'observation XXVI où, à l'autopsie, l'examen de l'utérus montre deux déchirures incomplètes qui intéressent les couches séreuse et musculaire sans atteindre la tunique muqueuse.

Des examens anatomo-pathologiques récents de placentas décollés prématurément ont montré des altérations de leur texture dont les plus importantes se trouvent dans la caduque. Celle-ci est modifiée au niveau des vaisseaux par des thromboses; les cellules déciduales sont altérées au point que la caduque présente quelquefois une dégénérescence de ses éléments depuis le simple gonflement et la vacuolisation du protoplasme, jusqu'aux diverses phases de dégénérescence du noyau (Biancardi) (1). Schickele (2) a constaté sur une large étendue une nécrose généralisée des cellules de la caduque et en même temps un dépôt de fibrine qui a entouré complètement le tissu et a transformé ce tissu avec les villosités voisines et le sang coagulé dans les espaces intervilleux, en une couenne épaisse ; c'est là, par conséquent, une zône inapte à fonctionner qui s'est facilement séparée du tissu sous-jacent.

------

(1) *Annali di ostet. e ginec. Milano*, Mai 1905.
(2) *Beitrag f. Geburtshulfe und Gynœk.*, Leipsick, t. VIII, p. 3, 1904.

Chez les femmes ayant de l'albuminurie, on trouve des lésions spéciales, bien étudiées par Cagny (1), en 1891. Lorsque le placenta est étalé sur un plan résistant et qu'on palpe avec les doigts sa face utérine, on sent dans la profondeur des noyaux de consistance plus ou moins ferme, de nombre et de volume variables ; ce sont des infarctus ou foyers hémorrhagiques intra-placentaires, que des coupes multiples, pratiquées perpendiculairement à la surface, mettent bien en évidence ; le nombre en est variable, tantôt cinq ou six foyers, tantôt dix ; quelquefois il n'existe qu'un seul foyer volumineux. La coloration et la consistance de ces foyers sont variables ; cela tient aux modifications subies par le sang épanché, suivant l'ancienneté de l'hémorrhagie.

Lorsque l'infarctus est de date récente, il présente une coloration presque noire, semblable à une truffe enchâssée dans le cotylédon, d'où la dénomination de placenta truffé donnée par Pinard. Lorsqu'il est plus ancien, la matière colorante du sang disparaissant, l'infarctus tout en conservant d'abord sa forme, perd sa coloration foncée, il devient successivement couleur chocolat, puis jaune rougeâtre, jaune paille et enfin blanc. « En cet état, dit Cagny, l'infarctus ne paraît plus constitué que par de la fibrine parfois densifiée et d'apparence homogène, parfois disposée en une série de couches concentriques allant en se décolorant du centre à la périphérie et qui lui donnent un aspect feuilleté. »

Lorsque l'hémorrhagie est récente, le microscope montre les villosités ayant conservé pour la plupart leur as-

____

(1) Thèse, Paris.

pect normal. Au milieu des lacs sanguins entre les villosités, on voit des filaments fibrineux formant de petites masses qui emprisonnent les globules sanguins. Le revêtement épithélial de la villosité est altéré soit par desquamation, soit par bourgeonnement. De ce dépoli des lacs sanguins résulte un ralentissement de la circulation ; il se forme des tractus filamenteux, fibrineux, qui emprisonnent les globules rouges. Les vaisseaux sont perméables et sans changements apparents. Lorsque l'hémorrhagie est moins récente, les masses fibrineuses occupant les lacs sanguins sont plus considérables, teintées par la matière colorante du sang seule, tandis que les hématies ont déjà disparu en grande quantité, la fibrine emprisonne les villosités qui s'oblitèrent par l'affaiblissement et l'oblitération de leurs vaisseaux. Plus tard, la matière colorante du sang se résorbe et leurs vaisseaux sont presque détruits. Au stade de l'infarctus blanc, enfin, celui-ci est formé d'une masse fibrineuse qui s'organise ; des vaisseaux grêles et peu résistants l'envahissent.

Il nous reste à voir par quel mécanisme l'infarctus produit le décollement placentaire. Ces foyers hémorrhagiques peuvent rester généralisés ; mais si dans certaines circonstances l'un d'eux franchit les limites de la face utérine, il se produit un décollement qui, à son tour, provoque une nouvelle hémorrhagie. Le sang s'accumule entre le placenta et la paroi utérine ; l'hémorrhagie, après avoir été intra-placentaire, est devenue extra-placentaire.

Pour terminer, nous devons dire que, souvent, à l'examen des reins, on constate les lésions classiques de néphrite plus ou moins intense et il nous faut mentionner maintenant une communication récente de M. Bar à la

Société d'obstétrique de Paris (15 mars 1906) au sujet
des lésions du foie dans un cas de décollement prématuré du placenta.

« Nous connaissons mal, dit-il, l'état du foie chez les
femmes enceintes albuminuriques, mais la fréquence
avec laquelle on rencontre de graves lésions hépatiques
dans l'éclampsie nous donne à penser que la glande hépatique ne doit pas être indemne, sinon chez toutes les
femmes ayant un rein gravidique, au moins chez celles qui
n'ont de la néphrite que parce qu'elles sont menacées à
plus ou moins brève échéance d'accès éclamptiques. Il
semble même que, chez ces femmes, les lésions rénales
soient secondaires. Il était intéressant de rechercher si les
femmes succombant à une hémorrhagie rétro-placentaire n'ont pas un foie malade ; nous avons pu constater qu'il en était ainsi chez une femme qui, venue à la
Maternité de Saint-Antoine pour accoucher, succomba en
vingt-quatre heures aux suites d'une hémorrhagie retro-
placentaire. »

A l'autopsie, M. Bar constata les lésions suivantes des
cellules hépatiques dans le voisinage de la veine centrale
du lobule : travées disloquées, séparées en beaucoup
d'endroits par de fines fibrilles, cellules hépatiques atrophiées, le protoplasma semble s'être liquéfié dans sa plus
grande partie et le noyau semble prêt à sortir ; le sang
des branches de la veine porte et des capillaires des lobules contient une grande quantité de leucocytes polynucléaires et lymphocytes.

M. Bar commente cette observation en disant : « Nous
remarquerons que par l'aspect des cellules atteintes, par
la localisation des lésions, par leur diffusion, le foie de

cette femme est identique à ceux que l'on rencontre chez certains éclamptiques. Etant donné la fréquence avec laquelle on observe des hémorrhagies intra-placentaires et de vastes décollements du placenta et des membranes chez les femmes qui ont des accès d'éclampsie, il serait intéressant de rechercher s'il est habituel de rencontrer les lésions hépatiques analogues à celles que nous avons observées chez les femmes qui succombent à des hémorrhagies retro-placentaires sans avoir eu d'accès d'éclampsie.

« Si cette recherche donnait un résultat positif, les vastes hémorrhagies placentaires ou sous-placentaires apparaîtraient non comme vaguement liées à l'existence d'une néphrite, mais comme un accident étroitement lié à l'état complexe auquel l'un de nous a proposé de donner le nom d'éclampsisme ; elles seraient capables de se produire au même titre que l'hémorrhagie cérébrale ou méningée aussi bien avant l'apparition des crises convulsives qu'au cours de celles-ci. »

Cette observation intéressante sera sans doute le point de départ d'autres examens dans le même sens ; de nouvelles recherches scientifiques s'imposent qui permettront de conclure.

CHAPITRE VIII

TRAITEMENT

Comme l'albuminurie gravidique est la cause que l'on relève le plus fréquemment dans l'étiologie des hémorrhagies retro-placentaires, on pourra, dans une certaine mesure, instituer un traitement prophylactique de ces accidents, en combattant cette albuminurie par les moyens habituels.

Voyons maintenant quel est le traitement curatif.

On conseille de donner d'abord des injections vaginales répétées avec de l'eau bouillie portée à une température de 48 à 55°, et cela quelle que soit la variété de l'hémorrhagie.

Cette pratique, qui donne de bons résultats lors d'hémorrhagie provenant d'une insertion vicieuse du placenta, n'a pas grande efficacité ici (observ. XI-XII) ; s'il est des cas où l'écoulement cesse, c'est pour reprendre quelques minutes après (observ. I-III-VI). Il est certain que c'est là un moyen de traitement illusoire ; en effet, la source de l'hémorrhagie n'est pas atteinte par l'injection ; de plus, l'utérus est plein ; il est donc incapable de se rétracter.

Doit-on avoir recours au tamponnement vaginal ? On connaît les critiques adressées par Pinard à cette méthode ; il reproche au tamponnement d'être douloureux, d'être habituellement mal pratiqué, de gêner l'évacuation de la vessie et du rectum, de produire de petites plaies contuses du vagin, enfin, d'être inefficace, le sang traverse les tampons ou il s'accumule au-dessus d'eux.

Ici, c'est au-dessus du segment inférieur que cela saigne, et d'ailleurs, nous savons que dans la grande majorité des circonstances, ce n'est pas le sang qui s'écoule au dehors qui met la malade en péril ; c'est celui qui s'accumule entre la paroi utérine et l'œuf décollé. Puisque des femmes sont mortes sans présenter le moindre écoulement par les voies génitales « tamponner dans ces conditions, dit Fieux (1), ce serait fermer à double tour la porte d'une chambre où se déroule un drame sanglant, au lieu de s'y précipiter pour porter secours. »

Aussi, la grande indication est-elle d'accélérer la marche de l'accouchement et, dans ce but, on a conseillé de rompre les membranes, non pas par une simple ponction, mais par une déchirure large (Pinard).

Les partisans de cette méthode, R. Barnes, Goodell, Playfair, Freudenberg, Pinard, la recommandent dans

____

(1) *Bulletin médical*, n° 15, p. 166, 1899.

tous les cas d'hémorrhagie par décollement prématuré
du placenta, que le travail soit commencé ou non, que
l'hémorrhagie soit interne ou externe. En rompant les
membranes, disent-ils, on diminue la tension intra-utérine, puisqu'une partie du contenu de la matrice est éva-
cuée ; le calibre des vaisseaux qui saignent se réduit ; la
contraction du muscle utérin devient efficace et la partie
qui se présente, venant alors appuyer sur le segment inférieur, empêche l'hémorrhagie et favorise la dilatation
du col.

Cette pratique n'est pas admise par tous. Baudelocque, déjà, attribuait une influence pernicieuse à la rupture des membranes ; avec lui, Brunton, Kidd, Patridje,
Winter, Coë, Mme Henry, Budin, Mlle de Forin, considè-
rent cette manière d'agir comme dangereuse dans bien
des cas. Lorsque la dilatation du col est complète, tout le
monde est d'accord ; il faut rompre les membranes et
extraire rapidement le contenu de l'utérus ; il n'en est pas
de même quand l'orifice utérin est incomplètement
dilaté.

Pour Guérin-Valmale (1), si, dans ce dernier cas, l'hémorrhagie est purement interne, l'intégrité de l'œuf constitue un auto-tamponnement intra-utérin ; de plus, « il
n'accorde aucune influence de rétraction sur les vaisseaux qui saignent à l'évacuation des 200 ou 500 centimètres cubes de liquide amniotique, en considération du
contenu utérin, dont le volume total est de plus de
5.000 centimètres cubes, c'est-à-dire décuple. » Pour
lui, quand la poche des eaux vient à se rompre, le liquide

------

(1) *Bulletin de la Soc. d'obstétrique de Paris*, 19 mars 1903.

qui s'échappe diminue la tension dans l'utérus, l'équilibre est rompu et l'hémorrhagie, qui jusque-là était contenue par cette résistance intra-utérine, se produit de nouveau. Dans son observation, que nous reproduisons (observ. XX), le placenta s'était probablement décollé depuis la veille, et la femme, quoique souffrante, supportait assez bien son hémorrhagie interne, vraisemblablement peu intense. Dans la nuit, brusquement, les membranes se rompent, un peu de liquide s'écoule, et aussitôt, témoignant d'une reprise violente de l'hémorrhagie, apparaissent les sifflements d'oreille, les bourdonnements et la syncope.

Quand l'hémorrhagie est mixte, l'œuf ne constitue pas un auto-tamponnement intra-utérin ; aussi, dans ce cas, la rupture des membranes est-elle avantageuse ; en effet, dans une présentation du sommet, la poche des eaux étant rompue, la tête fœtale vient s'appliquer sur l'orifice utérin et transforme l'hémorrhagie mixte en hémorrhagie interne.

Cette influence pernicieuse de la rupture prématurée des membranes, nous ne la constatons pas dans nos autres observations lors d'hémorrhagie interne ; que la rupture soit spontanée ou artificielle, nous y voyons que les contractions de l'utérus reprennent leur intensité, que le travail continue et que souvent l'expulsion se fait rapidement (observ. II-XIV-XV-XXI-XXIV). Dans l'observation XIII seule, le pouls, qui avait été constaté à 112 quelque temps avant la rupture des membranes, est compté à 120 quelque temps après ; mais, ici encore, la dilatation s'est complétée rapidement et l'expulsion s'est faite de même.

Nous voyons également dans nos observations, lorsque l'hémorrhagie est mixte, le bénéfice que procure cette déchirure large des membranes (observ. I-III-IV-VI-VII-VIII-XII).

Souvent, après une accalmie passagère, la femme recommence à perdre (observ. I-III-X). Si la dilatation ne progresse pas, si la situation devient grave, la rupture de la poche des eaux n'est qu'un moyen palliatif et ne doit être considérée que comme le premier temps de la déplétion utérine totale qui doit être recherchée aussi rapidement que possible. Il faut alors hâter la dilatation du col ; c'est la méthode par excellence, mais parfois elle est entourée de grosses difficultés, par exemple lorsque les accidents se manifestent avant tout début de travail, ce qui a lieu le plus fréquemment ; les difficultés sont grandes encore lorsque la femme est primipare, le col est plus rigide ; du côté des voies d'extraction, il n'y a encore rien de fait, et le segment inférieur est naturellement dur et résistant, par le fait de la tension spéciale du muscle utérin.

Parmi les différents procédés de dilatation du col, c'est le ballon incompressible de Champetier de Ribes qu'on emploiera de préférence ; c'est jusqu'à présent à peu près le seul agent qui dilate complètement l'orifice utérin, il provoque à coup sûr et assez rapidement le travail et il s'oppose directement à l'hémorrhagie. Afin de hâter la dilatation, il faut exercer des tractions modérées mais soutenues sur le tube qui termine le ballon de manière à le faire pénétrer peu à peu par sa partie large dans le segment inférieur ; s'il ne descend pas, il faut recourir à une manœuvre spéciale qui consiste à retirer 60 à 80 grammes de liquide, à remplir de nouveau le ballon, et cela plusieurs fois de suite.

Mais quand l'accouchement doit être véritablement accéléré, précipité, pourrait-on dire, quand la vie de la mère est une question de minutes ; le ballon ne dilatera pas assez rapidement le col, il faut agir autrement et, dans ces cas, la main seule suffit quelquefois pour ouvrir largement et rapidement l'orifice ; on introduit l'extrémité d'un doigt, deux doigts et la main entière, dilateur sensible qui se rend compte de la résistance opposée par l'orifice pénètre dans l'utérus (Fieux) (1). C'est ce qu'on peut constater dans l'observation XXV où, en huit minutes, la main entière franchit un orifice préalablement dilaté à passer deux doigts et qu'un ballon incompressible manié durant quinze minutes n'avait modifié en rien.

Dans les cas, enfin, où l'orifice utérin paraît difficile à dilater et résiste, où l'accouchement accéléré n'est pas assez rapide, quand l'hémorrhagie est formidable d'emblée et qu'il n'y a plus rien à tenter par les voies naturelles, le professeur Pinard (2) conseille une intervention sérieuse, l'opération césarienne suivie ou non de l'amputation de l'utérus : « Je n'hésite pas à le dire et je n'hésiterais pas à le faire en présence d'un cas d'hémorrhagie retro-placentaire grave, dit-il dans une de ses cliniques, sûr de mon diagnostic, j'irais directement par la laparotomie atteindre le foyer hémorrhagique inaccessible par les voies naturelles. Je viderais rapidement l'utérus de son

____

(1) Loc. cit.
(2) *Clinique obstétricale*, p. 197, 1899.

contenu et ensuite je le traiterais suivant l'état de l'opérée soit par l'amputation supra-vaginale, soit par l'hystérectomie abdominale totale. Sans doute, c'est là une intervention sérieuse, mais c'est la seule en l'espèce qui soit rationnelle et qui puisse être efficace. »

Malcom Storer (1) nous rapporte qu'en 1892 déjà, Bagot pratiqua une opération de Porro sur une malade qui présentait tous les signes d'une hémorrhagie mixte et dont l'état faisait prévoir une issue fatale à bref délai. L'opération fut pratiquée avec un plein succès, malgré des conditions d'hygiène et d'asepsie déplorables.

Nous relatons à l'observation XXVIII une opération césarienne abdominale conservatrice pratiquée récemment par M. Ribemont-Dessaignes ; l'aspect hémorrhagique de la malade exigeait une intervention rapide, la consistance « d'un anneau de fer » que présentait l'orifice interne, détourna l'accoucheur de tenter quoi que ce fût du côté des voies naturelles. L'opération permit de constater que l'utérus était en imminence de rupture.

Une autre intervention est l'opération césarienne vaginale préconisée par Durhsen. Dans l'observation XIX où il s'agissait d'un cas très grave, l'intervention rapidement décidée et non moins rapidement menée (elle a duré six minutes) a permis de sauver la femme.

Cette pratique doit-elle se substituer à celle qui emprunte la voie abdominale ? Il est bien difficile de le décider actuellement. Toutefois, il est certain que la voie vaginale doit être délaissée lorsque l'hémorrhagie externe est continuelle et abondante, ne permettant pas

______

(1) *Boston M. et S. J.*, t. CXXVII, p. 377.

ainsi d'aborder facilement les points où doivent porter les incisions. Disons également que la fréquence des ruptures des cicatrices de césarienne vaginale militerait en faveur du retour à la césarienne abdominale classique ; Hofmeier, en effet, a noté dans ces derniers temps le rôle étiologique des cicatrices consécutives aux incisions profondes du col ou à la césarienne vaginale, dans les ruptures de l'utérus. En France, enfin, on est franchement partisan de la césarienne abdominale.

Mais exceptionnels sont les cas où l'on n'a d'autres ressources que cette manière d'agir et le plus souvent on sera assez heureux pour obtenir une dilatation suffisante de l'orifice utérin. A ce moment, il reste encore quelque chose à faire, l'extraction du fœtus.

Si c'est la tête qui se présente et si elle est fixée, on fera une application de forceps ; la version, au contraire, est indiquée quand la présentation est mobile au détroit supérieur.

Mais il ne sera pas toujours nécessaire d'attendre ou de réaliser la dilatation complète du col, car, dans la grande majorité des cas, l'enfant a succombé ; il y aura avantage à faire la basiotripsie qui permettra à la tête de passer par un orifice qui n'est pas complètement dilaté.

Le fœtus extrait, le placenta suit presqu'aussitôt ; s'il tarde, il faut faire une délivrance artificielle suivie du déblayage de la cavité utérine qui contient des caillots et du sang amassés derrière le placenta.

Pour terminer, nous ajouterons qu'il est bien entendu que, dès les premiers symptômes de décollement prématuré du placenta, on aura soin d'appliquer le traite-

ment général ordinaire de toutes les hémorrhagies graves.
On réchauffera la malade par tous les moyens possibles,
linges chauds, grogs à l'intérieur ; on pratiquera des injections d'éther et de caféine et surtout on fera des injections de sérum artificiel soit sous-cutanées, soit intra-veineuses.

Ces dernières sont une ressource précieuse pour com-
battre l'anémie suraiguë résultant d'une hémorrhagie.

M. Maygrier a relaté l'observation d'une femme exsangue chez laquelle l'introduction de six litres de sérum
dans les veines a amené une véritable résurrection.
D'après le même auteur (1), ces injections ne doivent être
pratiquées que dans les conditions suivantes : ou après
les injections sous-cutanées de sérum dont l'effet est
resté nul et alors que l'état général continue à s'aggraver,
ou d'emblée quand la femme est dans un état voisin de
la mort et qu'il y a extrême urgence à intervenir. Les
injections intra-veineuses n'agissent qu'à dose massive :
un à deux litres de sérum artificiel. Elles doivent être re-
nouvelées dès que l'effet produit tend à s'atténuer et que
le collapsus reparaît, on peut injecter ainsi plusieurs
litres dans les vingt-quatre heures.

-----

(1) *Congrès international des Sciences médicales*, 7 août 1900.

OBSERVATIONS

OBSERVATION I.

Hémorrhagie mixte. Albuminurie. Rupture artificielle des membranes. Arrêt momentané de l'hémorrhagie.

(Maternité de Nancy, 1904).

Mme S..., 42 ans, repasseuse, n'a jamais été malade.

Elle a fait ses premiers pas à un an, a été réglée à 15 ans, bien régulièrement. Elle a eu dix grossesses à terme. Tous les enfants sont nés vivants, en présentation du sommet ; les suites de couches ont toujours été normales. Trois enfants sont morts, un à onze mois, de méningite (?); un à quatorze mois (méningite ?) ; un à six mois, de cholérine ; il avait été élevé au biberon.

Grossesse actuelle. — Les dernières règles se sont terminées le 5 janvier. La grossesse s'est passée sans incidents ; la femme n'a pas cessé de travailler. Elle n'a pas présenté de signes d'albuminurie pendant cette grossesse, à part quelques epistaxis au début. On n'a pas fait d'examen d'urines pendant la grossesse. Elle a senti remuer son enfant jusqu'à son entrée à la Maternité, c'est-à-dire jusqu'à hier, 18 septembre, à une heure de l'après-midi.

Le 18 septembre, à neuf heures du matin, elle perd subitement du sang en abondance. On couche la malade, qui a une syncope, et on remarque à ce moment que le ventre grossit (depuis la veille déjà la femme avait remarqué que son ventre augmentait de volume). Une sage-femme, appelée, conseille d'envoyer la malade à la Maternité.

L'hémorrhagie, qui avait commencé à neuf heures, dure jusqu'à dix heures, pour reprendre à midi, au moment où une voiture vient amener la femme à la Maternité.

A son arrivée, à une heure, la malade perd encore assez abondamment. Le pouls est petit, rapide, la face pâle, les muqueuses décolorées.

L'utérus est volumineux, remontant jusqu'au creux épigastrique, très tendu d'une façon permanente et gênant la palpation.

Le col est effacé, il est dilaté comme cinquante centimes. La poche des eaux est tendue d'une façon constante ; on sent cependant la tête qui s'engage, et on sent des caillots entre la tête et le col.

On donne quelques injections chaudes ; l'hémorrhagie s'arrête, puis reprend de nouveau, vers quatre heures, abondamment.

La dilatation étant comme une pièce de cinq francs, on rompt les membranes. Le liquide amniotique a sa coloration normale. La tête s'engage profondément et la femme cesse de perdre.

A quatre heures et demie, l'hémorrhagie recommence ; la dilatation est complète ; la tête progresse rapidement et, au moment où elle est arrivée sur le périnée, l'hémorrhagie cesse. Peu après, la femme expulse un fœtus mort, flasque et bleu, suivi immédiatement de gros caillots. Le placenta est encore dans l'utérus, mais complètement décollé ; on en fait l'extraction manuelle, puis on fait une injection iodée, intra-utérine. On fait également une injection sous-cutanée de 350 gr. de sérum artificiel.

On examine les urines et on constate de l'albumine en abondance.

Le placenta pèse 440 grammes. La rupture des membranes s'est faite loin du bord placentaire. On remarque un infarctus rouge, gros comme une noisette, saillant sur la face fœtale. Sur la face maternelle, on voit de nombreux infarctus récents, dont trois seulement sont franchement collectés.

Le fœtus pèse 4.000 grammes. Il présente des ecchymoses multiples sous-pleurales ; on en trouve également dans le thymus et sous le péricarde.

Le sang de la veine et des artères ombilicales est de couleur foncée.

***

OBSERVATION II.

Hémorrhagie interne. Rupture spontanée des membranes. Reprise des contractions

(Maternité de Nancy, 1904).

Mme S..., piqueuse en chapeaux, est âgée de 32 ans.

Dans ses antécédents, on relève une fièvre typhoïde, à l'âge de 14 ans. Elle ne sait pas quand elle a marché ; elle a été réglée à 13 ans et demi; régulièrement, les règles duraient cinq à six jours ; elles n'étaient pas douloureuses ; il n'y a jamais eu de leucorrhée.

La première grossesse eut lieu à 20 ans : une fille, morte à 2 ans et demi, de méningite ; elle avait été élevée au biberon.

La deuxième grossesse, trois ans après : fille, morte le jour même.

La troisième grossesse, à 24 ans : fille, morte à 3 mois et demi, de diarrhée ; elle avait été nourrie au sein jusqu'à 2 mois et demi.

La quatrième grossesse, à 29 ans : un garçon, qui vit. Après l'accouchement, il s'est produit une hémorrhagie due à l'inertie utérine. On avait constaté de l'albumine dans l'urine.

Grossesse actuelle. — A l'âge de 32 ans. Les dernières règles ont eu lieu du 7 au 15 juillet. La femme a senti remuer à quatre mois.

Dans les premiers mois de la grossesse, le médecin trouve de l'albumine dans les urines et soumet la malade au régime lacté pendant deux mois. Elle a eu de l'œdème bimalléolaire et des epistaxis. Pendant tout le cours de la grossesse, elle se plaignait de douleurs dans le flanc droit ; il n'y avait pas de constipation ; dans les derniers temps, elle se plaignait de céphalée persistante.

Dans la journée du 22 février, Mme S... travaille comme d'habitude ; elle ne subit aucun traumatisme. Dans la nuit, elle est prise brusquement de phénomènes douloureux, très intenses dans l'abdomen. On fait appeler un médecin, qui croit à un début d'appendicite ; la douleur est en effet surtout intense du côté droit ; le médecin ordonne des cataplasmes et des lavements laudanisés ; les douleurs persistent très vives dans la matinée.

Le docteur Fruhinsholz appelé, voit la malade à trois heures ; le pouls bat à 92 ; il n'y a pas d'élévation de la température. La femme est pâle ; elle accuse toujours des douleurs abdominales, mais moins intenses que dans la matinée. Elle avait vomi pendant la nuit ; les vomissements ne se sont pas reproduits.

Si on appelle l'attention de la malade sur le volume de son ventre ; elle dit avoir l'impression qu'il a augmenté de volume depuis la veille. La hauteur de l'utérus est de 32 centimètres. A la palpation, tout l'utérus est douloureux, surtout du côté droit. Le ventre est très dur, et cette dureté ligneuse persiste d'une façon continue. Le palper du continu est impossible. La femme dit ne pas sentir remuer depuis la veille ; elle a eu à un certain moment un écoulement rosé insignifiant. Au toucher, on constate que le col a toute sa longueur ; l'orifice interne est entr'ouvert ; on sent les membranes de l'œuf très tendues ; le segment antérieur fait une voussure résistante dans le cul-de-sac antérieur. On porte le diagnostic d'hémorrhagie retro-placentaire.

La femme est transférée à la Maternité, où elle entre à 8 h. 45 du soir, le 24 février.

A son arrivée, elle est très pâle ; les muqueuses sont décolorées ; le pouls est petit.

A l'examen, on trouve l'utérus à neuf travers de doigt au-dessus de l'ombilic. L'utérus est très tendu ; il est douloureux à la palpation, surtout au niveau du fond. Au palper sus-pubien, on trouve la tête mobile ; l'auscultation est négative.

Au toucher, le col est ouvert comme deux francs ; les membranes, intactes, sont tendues ; à travers le segment inférieur, on sent la tête, qui est mobile.

Vers dix heures du soir, la femme s'endort jusqu'au lendemain à deux heures et demie du matin ; à ce moment, la poche des eaux se rompt et la femme s'éveille ; le liquide amniotique s'écoule légèrement rosé ; les contractions réapparaissent.

A trois heures et demie, la dilatation est complète et la tête s'engage. La femme expulse un fœtus macéré pesant 2,200 grammes. Dix minutes après, la délivrance se fait normalement.

A l'examen du placenta, on voit dans son centre une dépression des cotylédons, sur une surface d'un diamètre de six centimètres environ ; les membranes sont complètes ; il y a une légère rétention de la caduque ; les membranes sont rompues à cinq centimètres du bord. Le cordon a une longueur de 45 centimètres.

Sur le placenta, qui pèse 450 grammes, on trouve des traces d'infarctus hémorrhagiques anciens et récents.

Après la délivrance, l'utérus reste très volumineux ; on l'exprime, et il en sort une quantité considérable (470 grammes) de caillots noirâtres et d'odeur fade.

La femme est pâle et continue à perdre. Après antisepsie,

on met la main dans la cavité utérine et on en retire encore une certaine quantité de caillots et un lambeau de caduque. On fait une injection iodée intra-utérine ; on applique une vessie de glace sur le ventre ; on met la femme en situation déclive ; elle ne perd plus. On la réchauffe par les moyens ordinaires (alcool, champagne). Le lendemain, on trouve des traces d'albumine dans les urines.

OBSERVATION III.

Hémorrhagie mixte. Albuminurie. Dilatation manuelle du col. Application de forceps

(Dr Riss, *Marseille médical,* 15 décembre 1905).

Joséphine J..., 26 ans, ménagère, multipare de VI, entre à la Maternité le 12 janvier 1905, à trois heures du soir, avec une hémorrhagie très abondante, qu'elle dit avoir depuis midi.

Il y a de l'œdème de la paroi abdominale, des membres inférieurs et de la face, et de l'albumine en assez grande quantité dans les urines. La grossesse date de sept mois.

Au toucher, on constate une présentation du sommet engagé, avec dilatation de deux francs. On déchire largement les membranes et du sang rouge s'écoule en certaine quantité. Injections vaginales chaudes, caféine et sérum artificiel en injections sous-cutanées.

Pouls imperceptible. L'hémorrhagie, après une accalmie d'un quart d'heure, reprend, plus abondante. Le doigt explorateur n'arrive sur aucun colylédon placentaire ; on diagnostique un décollement prématuré du placenta, dû à l'albuminurie, et l'on se décide, en présence de l'état extrêmement grave de la femme, à terminer rapidement l'accouchement.

On fait de la dilatation manuelle, qui offre assez de difficultés, en raison de l'œdème du col. A quatre heures, la dilatation
étant complète, on fait une application de forceps et l'on
extrait en occipito-pubienne un fœtus mort et macéré. La délivrance artificielle se fait sans difficultés, le placenta étant complètement décollé. L'hémorrhagie s'arrête après de copieuses
injections intra-utérines. L'état général est grave ; le pouls
filiforme.

13 *janvier*. — Etat meilleur, grâce aux injections de sérum
artificiel. Mais la température atteint 38°6 et les. urines renferment 6 grammes d'albumine. Injections intra-utérines et
régime lacté.

14 *janvier*. — Température : 38°8 ; 2 gr. 50 d'albumine.
Injections intra-utérines.

15 *janvier et jours suivants*. — La température baisse progressivement ; l'albumine disparaît peu à peu et la femme sort
guérie.

L'interrogatoire qu'on fit subir à la malade dès qu'on le
put, confirma le diagnostic de décollement prématuré du placenta. Aucune hémorrhagie ne s'était produite pendant toute
la durée de la grossesse, ce qui n'aurait pas manqué d'arriver
s'il y avait eu insertion vicieuse du placenta. Du reste, l'aspect
du placenta était caractéristique. Presque circulaire, il était
épais, truffé, sclerosé et présentait en outre un vaste foyer hémorrhagique récent, qui le traversait de part en part. La hauteur des membranes était normale. Longueur du cordon :
60 centimètres.

OBSERVATION IV

Hémorrhagie mixte. Albuminurie. Rupture des membranes. Reprise des contractions

(Dr Riss, *Marseille médical*, 15 décembre 1905).

Marcelle B..., 39 ans, jardinière, multipare de VIII, entre à la Maternité le 18 février 1905, à quatre heures du soir. Elle est au commencement du huitième mois de sa grossesse, qui a été normale.

Depuis trois heures, elle a eu une hémorrhagie assez abondante, qui ne cesse pas. L'utérus est en état de contraction permanente ; les parois sont extrêmement rigides ; le sommet est engagé en O. I. G. A. L'auscultation donne un résultat négatif. La poche des eaux bombe ; la dilatation est presque complète. On rompt les membranes ; un liquide sanguinolent et assez abondant s'écoule. Les contractions utérines se suivent sans interruption et la femme expulse rapidement un fœtus mort pesant 1.850 grammes. Le placenta est expulsé presque aussitôt. Il est bourré de caillots noirâtres dont un, volumineux, semble presque un petit placenta isolé. On vide l'utérus des caillots qu'il renferme et l'on donne une abondante injection intra-utérine. Suite de couches normales.

L'examen des urines, immédiatement après l'accouchement, indique la présence d'une assez notable quantité d'albumine. Longueur du cordon : 49 centimètres. Hauteur des membranes : 49/12.

OBSERVATION V.

Hémorrhagie mixte. Brièveté du cordon

(Dr Riss, *Marseille médical,* 1905). .

Marie D..., primipare, âgée de 29 ans, entre à la Maternité le 11 avril 1905, au septième mois de sa grossesse, avec une abondante hémorrhagie. Les membranes sont rompues ; l'orifice du col est perméable, mais l'orifice interne laisse à peine passer la pulpe du doigt. La femme est mise au repos et on lui donne des injections vaginales très chaudes. L'hémorrhagie cesse et l'état général s'améliore. La tension des parois est extrême.

Le 12 avril, à onze heures du soir, de violentes contractions se produisent ; la femme est transportée à la salle de travail, où elle expulse, deux heures plus tard, un petit fœtus mort pesant 1.070 grammes. Aussitôt après, expulsion d'un volumineux caillot pesant 230 grammes, puis du placenta, qui pèse 320 grammes, dont la face utérine présente une cavité friable remplie de caillots. Le cordon ne mesure que 40 centimètres. Les membranes, 36 centimètres sur 14. Pas d'albumine dans les urines. Suites normales.

Nous croyons, dans ce cas, pouvoir attribuer le décollement placentaire à la brièveté du cordon.

OBSERVATION VI.

Hémorrhagie mixte. Albuminurie. Rupture artificielle des membranes. Arrêt de l'hémorrhagie

(Dr Riss, *Marseille médical*, 1905).

Claire S..., repasseuse, âgée de 18 ans, primipare, entre à la Maternité le 3 août 1905, à 6 heures du matin, au huitième mois de sa grossesse. Depuis trois heures du matin, une hémorrhagie s'est déclarée et persiste assez abondante. Etat général précaire, pouls faible, œdème de la face et des membres inférieurs, albumine dans les urines.

A l'examen, col effacé, poche des eaux intacte, dilatation égale à un franc. Injections vaginales très chaudes ; l'hémorrhagie cesse pour reprendre un quart d'heure plus tard. On déchire alors largement les membranes ; le liquide est teinté de sang. L'hémorrhagie cesse, mais l'état général étant toujours grave, on injecte 300 grammes de sérum artificiel. Les contractions sont très suivies : la dilatation progresse rapidement ; elle est complète à neuf heures. Après vingt minutes d'efforts, la parturiente expulse spontanément un enfant mort, du sexe masculin, pesant 1.900 grammes, avec un tour de cordon autour du cou. Immédiatement après, expulsion d'un énorme caillot ancien, puis du placenta, qui pèse 350 grammes et présente sur sa face utérine l'aspect caractéristique du placenta décollé prématurément.

Hauteur des membranes : 37/16. Longueur du cordon : 75 centimètres. Suites normales.

OBSERVATION VII.

Hémorrhagie mixte. Albuminurie. Rupture des membranes lors de la dilatation complète

(Dr Riss, *Marseille médical*, 1905).

Pauline C..., 27 ans, tertipare, entre à la Maternité le 29 octobre 1905, à quatre heures du soir, au huitième mois de sa grossesse. Depuis le matin, elle a une hémorrhagie persistante qui a pris dans l'après-midi des proportions inquiétantes. L'accoucheuse, très inquiète, a appelé un médecin, qui a conseillé le transfert immédiat de la malade à la Maternité.

Au toucher, on constate que la dilatation est complète, la poche des eaux intacte, le sommet engagé en O. I. D. P. On rompt immédiatement les membranes ; il s'écoule un flot de liquide sanguinolent. La femme expulse, au bout de cinq minutes, en occipito-pubienne, un fœtus de sexe féminin, pesant 1.500 grammes, en état de mort apparente. Des soins empressés ramènent cet enfant à la vie.

Le placenta est expulsé immédiatement après, avec d'abondants caillots. L'utérus ne se contracte pas. Injections intra-utérines chaudes et sérum artificiel. Après trois heures de soins continus, la rétractation utérine se fait et l'état général s'améliore. Les suites de couches ne présentant pas d'incidents notables, l'enfant se développe progressivement; la mère l'emporte en quittant la Maternité.

L'examen des urines indique la présence d'albumine en assez grande quantité. Le placenta présente de volumineux foyers hémorrhagiques, dont un pèse environ 100 grammes et s'est creusé une véritable loge au niveau de la face utérine. Il est petit, épais et friable.

Hauteur des membranes : 31/30. Longueur du cordon : 50 centimètres.

OBSERVATION VIII.

Hémorrhagie mixte. Albuminurie. Difficulté du diagnostic

(Poux. *Languedoc médico-chirurgical,* 25 avril 1904).

Mme A...., II pare de 28 ans, ne présente rien de particulier au point de vue de ses antécédents héréditaires. Elle-même jouit d'une bonne santé pendant son enfance, et il n'y a rien à noter dans ses antécédents personnels, qu'une attaque de rhumatisme articulaire aigu, sans complications, vers l'âge de 12 ans.

Réglée à 17 ans, la menstruation a toujours été régulière et normale.

Elle a eu une première grossesse il y a six ans, bonne d'ailleurs, et terminée par l'accouchement à terme d'un enfant bien développé et qui a vécu. Les suites de couches furent troublées par une nouvelle attaque de rhumatisme, qui la tint au lit pendant un mois et demi.

Grossesse actuelle. — Les dernières règles datent du 27 novembre au 2 décembre 1902, ce qui porterait au 10 septembre 1903 environ la date probable de l'accouchement. La grossesse évolue bien jusqu'au sixième mois ; mais, à cette époque, Mme A... s'aperçoit que de temps à autre elle a les jambes enflées ; vers le 14 juillet, sa figure et ses paupières deviennent bouffies, et elle se plaint parfois de l'estomac. Malgré cela, elle ne demande conseil à personne ; elle ne suit, par conséquent, aucun traitement, et ses urines ne sont pas examinées. (Ces quelques détails, qui ont en l'espèce une importance considérable, Mme A... les a d'abord passés sous silence, et elle ne se les rappelle qu'après son accouchement, lorsque j'insiste moi-même sur ce sujet, après avoir vu le placenta).

Le 5 août, dans la matinée, elle ressent quelques douleurs vagues dans les reins et le bas-ventre, et, à trois heures de l'après-midi, en allant sur le vase pour uriner, elle se sent inondée par un liquide chaud, qui s'échappe de ses parties génitales ; elle perd ainsi environ un demi-litre de sang.

Elle se couche immédiatement et fait prévenir un médecin ; mais, aussitôt couchée, les douleurs deviennent très violentes et presque subintrantes ; Mme A... éprouve alors un malaise particulier indéfinissable ; elle baille, s'agite, a besoin d'air, ne peut tenir en place.

Le confrère appelé voit la parturiente vers cinq heures de l'après-midi ; il pratique le toucher vaginal et croit sentir un cotylédon placentaire au niveau de l'orifice utérin, en arrière et à gauche. L'écoulement du sang continuant, il fait donner une injection très chaude et demande un accoucheur.

J'arrive moi-même à sept heures du soir, et l'examen permet de relever les particularités suivantes : Mme A... se plaint continuellement de vives douleurs, et le simple contact de la main sur la paroi abdominale augmente sa souffrance ; c'est surtout du côté gauche et au fond de l'utérus que celle-ci accuse de l'hyperesthésie.

Le palper est difficile, en raison même de la fréquence des contractions et de l'état de tétanisation presque permanente de la paroi utérine : je ne parviens que difficilement à fixer la situation du fœtus, que je trouve placé verticalement, la tête en bas, non engagée, le siège en haut, au fond de l'utérus ; la détermination du dos reste vague. L'utérus mesure 36 centimètres du pubis à son fond.

L'auscultation est négative, alors qu'une demi-heure avant les battements du cœur fœtal avaient été perçus.

Au toucher, le col est effacé, la dilatation comme une pièce de cinq francs environ. En passant le doigt entre le col et les membranes, qui présentent une tension particulière, je sens en arrière et à gauche, un corps épais assez mou, ressemblant à du tissu placentaire et déjà jugé comme tel par le confrère qui a examiné la parturiente avant moi ; cependant, les membra-

nes à côté ne paraissent pas rugueuses comme elles le sont
d'ordinaire au voisinage du placenta. En portant le doigt dans
le cul-de-sac postérieur, je constate que ce dernier n'a pas la
minceur habituelle, et la pulpe du doigt est nettement séparée
de la tête fœtale par un coussinet épais et mollasse. La tête est
élevée à la partie supérieure de l'excavation ; l'angle sacro-
vertébral n'est point accessible.

Ce toucher, quoique pratiqué avec une douceur extrême,
donne lieu à l'écoulement d'une petite quantité de sang épais
et noirâtre.

Je n'insiste pas davantage pour ne pas provoquer une nouvelle hémorrhagie, et je m'arrête à l'idée d'une insertion basse
du placenta (insertion marginale ou partielle), tout en notant
l'existence de symptômes particuliers que l'on ne retrouve pas
d'habitude dans ces cas.

Tétanisation de la paroi utérine.

Sensibilité anormale de cette même paroi.

Ecoulement peu abondant de sang noir.

Tension presque continuelle des membranes.

Volume de l'utérus un peu exagéré relativement à l'âge de
la grossesse.

Mort du fœtus avec un écoulement de sang qui n'a pas
encore porté atteinte à la santé de la mère.

L'état général de la parturiente est en effet aussi bon que
possible et, à part ces malaises déjà signalés au moment où
elle s'est couchée, rien d'anormal n'est à relever : le pouls bat
de 80 à 85 pulsations par minute : la température est normale,
ainsi que la respiration.

Malgré cela, le suintement sanguin continuant, je me décide à rompre les membranes, ce que je fais aussi largement
que possible, après un nettoyage sérieux des organes génitaux. Cette intervention terminée, pas une goutte de sang ne
s'écoule plus, et je laisse le travail suivre son cours normal,
en surveillant de temps en temps le pouls de la malade.

Les douleurs continuent avec la même intensité, la tête descend et l'accouchement a lieu spontanément à dix heures du

soir. Aussitôt la tête expulsée, je m'aperçois qu'il y a autour du cou une anse de cordon excessivement serrée et rendant impossible l'abaissement de la tête. J'essaie de faire passer le cordon par dessus la tête, mais sans résultat, et ce n'est qu'après un moment d'efforts que je parviens à dégager l'anse par dessus l'épaule antérieure, avec deux doigts introduits dans les parties maternelles ; les épaules descendent aussitôt et le tronc vient ensuite. A peine le fœtus extrait, un volumineux caillot de 600 grammes est expulsé ; le placenta vient après et immédiatement après le caillot.

La déchirure des membranes a été faite absolument au centre de l'œuf et à égale distance des deux bords placentaires ; l'insertion avait donc lieu au fond de l'utérus. Le tissu placentaire, en revanche, est très mince, étalé, et présente à son centre, du côté de la face utérine, une cupule à laquelle s'adapte parfaitement le caillot déjà signalé. Sur cette même face, on retrouve plusieurs noyaux du volume d'une noisette à celui d'une grosse noix et de colorations différentes, témoins irrécusables d'hémorrhagies limitées plus ou moins anciennes. Le cordon est court, ne mesurant que 32 centimètres, de telle sorte que si l'on tient compte de l'insertion élevée du placenta et de l'anse que le cordon formait autour du cou du fœtus, il existait sûrement de la brièveté relative du cordon.

Le fœtus n'est pas macéré ; sa mort paraît même récente, mais il est maigre et peu développé.

Etant donné cet ensemble de constatations rétrospectives, le diagnostic d'hémorrhagie par décollement prématuré du placenta inséré normalement s'imposait et l'étiologie elle-même devenait parfaitement claire, d'autant plus que l'examen de l'urine, qui n'avait pu être fait jusque-là, venait de révéler la présence d'une assez grande quantité d'albumine.

L'hémorrhagie ne s'est pas renouvelée, et je laisse l'accouchée en parfait état.

OBSERVATION IX.

Hémorrhagie mixte. Version. Déchirure bilatérale du col

(Von Guérard, *Monatschrift f. Geburtshulfe and Gynœck.*,
Berlin, 1901, XIV).

Il s'agit d'une femme de 45 ans, qui en est à sa dixième grossesse ; elle était tombée sans connaissance peu après l'arrivée de. mon collègue. De temps en temps, elle criait et avait des mouvements convulsifs ; elle était profondément anémiée ; le pouls était à peine perceptible, les muqueuses très pâles.

La palpation montre un utérus distendu, qui, d'après les dires de mon collègue, avait considérablement grossi sous ses yeux. On sentait difficilement le fœtus, en raison de la distension de l'utérus. Du vagin s'échappait constamment un peu de sang foncé, mais pas en quantité suffisante pour expliquer l'anémie de la malade ; il fallait qu'il y eût une hémorrhagie interne, et probablement une hémorrhagie dans l'utérus. Ce fut l'avis de mon collègue, qui me reçut avec le diagnostic : hémorrhagie dans l'utérus par décollement prématuré du placenta. Le col était un peu effacé ; l'orifice ne pouvait être franchi par deux doigts ; c'était une présentation du sommet ; la tête était mobile au-dessus du détroit supérieur. Au cours de l'exploration, il se produisit une hémorrhagie abondante ; il s'écoulait du sang rouge, frais, et du sang vieux, foncé.

L'état de la malade nécessitait un accouchement rapide ; nous décidâmes de faire la version.

La main pénétrant dans l'utérus sentait avec certitude absolue flotter le placenta, complètement détaché. La version, la poche des eaux rompue, présenta de grandes difficultés. Le sang ne cessait de couler, le cordon glissait constamment, ainsi que le placenta ; cela rendit l'opération difficile, même

lorsque le col fut suffisamment dilaté avec la main et à l'aide
de multiples incisions. L'opération terminée, je priai mon collègue de prendre le pied et d'exercer une traction lente et
continue. Je fis du massage pour faire contracter l'utérus,
tout en contrôlant le pouls, à peine perceptible. L'extraction
fut faite rapidement, trop rapidement même, les tractions
étant trop fortes; il en résulta une déchirure bilatérale du col.
Dès que le fœtus, mort-né, fut extrait, le placenta fut expulsé
en même temps qu'une grande quantité de sang. L'hémorrhagie continuait, l'utérus ne se contractant que fort peu.
Comme je n'étais pas suffisamment désinfecté, je priai mon
collègue d'introduire la main dans l'utérus et d'en vider le
contenu : « Encore un enfant, s'écrie-t-il ! » Mais on se rendit compte qu'il s'agissait d'un énorme caillot de la grosseur
d'un petit enfant. On le sentait à l'emplacement du placenta,
en avant et en haut. L'hémorrhagie continuant, je fis moi-
même un nouveau toucher ; je découvris alors une déchirure profonde, bilatérale du col. Celle de droite put être facilement suturée ; quand je voulus suturer l'autre, la femme
était dans le collapsus à tel point que nous croyions qu'elle
allait mourir. Je pinçai les deux bords de la plaie, ce qui réus-
sit bien. Après avoir introduit de la gaze iodoformée, nous
pûmes considérer l'accouchement comme accompli.

Contre toute attente, pendant les premiers jours, l'état de
la malade fut satisfaisant. Le troisième jour, nous pûmes enlever les pinces ; le quatrième jour, on enlève les tampons ; il
ne se produit pas d'hémorrhagie. Le sixième jour, hémorrhagie peu considérable, mais qui cependant affaiblit la malade ;
ce jour-là, je vis la malade pour la dernière fois ; elle était
encore naturellement très faible, le pouls était petit, la température normale, l'état général passable ; quelques légers
tampons suffirent pour arrêter l'hémorrhagie.

J'appris plus tard qu'à la suite d'un mouvement brusque
de la malade, au neuvième jour, il se produisit une nouvelle
hémorrhagie, et que la femme succomba rapidement, sans
qu'il se fût produit d'autre complication.

OBSERVATION X.

Hémorrhagie rétro-placentaire. Albuminurie
Application de forceps

(*Clinique Baudelocque, 1900, n° 1919*).

A. J..., 29 ans, repasseuse, 1 pare.

Réglée à 12 ans ; dernières règles du 20 au 25 décembre.

Hauteur utérine : 25 centimètres. Sommet gauche antérieur.

Entre le 14 octobre, avec une certaine quantité d'albumine (o'5o centig.) ; elle se soignait chez elle depuis le 29 septembre ; elle n'avait alors qu'une minime quantité d'albumine dans les urines, de la céphalée le soir et une grande fatigue. Elle déclare s'être reposée un peu, se trouver mieux depuis quelques jours.

Dès l'entrée : purgatif, régime lacté. Le 10 octobre, vers huit heures du matin, apparition des premières douleurs, léger écoulement sanguin, qui s'arrête après une injection vaginale à 48°. A onze heures du matin, dilatation comme une pièce de cinquante centimes ; enfant vivant, membranes rompues. P. 8o. T. 36°8.

La femme accuse une douleur épigastrique, cephalée, troubles de la vue, etc. On lui donne une cuillerée de chloral. Contractions toutes les cinq minutes. A trois heures du soir, écoulement de sang noirâtre : l'utérus a une dureté ligneuse ; il est douloureux à la palpation. Dilatation : paume de main. P. 88. A 3 h. 15, Mlle Roze, prévenue, examine la femme ; du sang noirâtre, en notable quantité, s'écoule à nouveau ; la dilatation étant à peu près complète, la femme est anesthésiée et Mlle Roze fait une application de forceps.

A 3 h. 5o, extraction d'un enfant mort de 1.6oo grammes. Immédiatement après, expulsion de caillots et de sang noirâtre. P. 148. Délivrance artificielle, suivie de 700 grammes de caillots ; injection intra-utérine à 50°, tamponnement vaginal, 500 grammes de sérum artificiel.

Placenta, 570 grammes. Infarctus blancs. Membranes complètes. Dépression au point où s'est produite l'hémorrhagie. Suites de couches normales.

OBSERVATION XI.

Décollement du placenta par brièveté accidentelle du cordon

(Clinique Baudelocque, 1901, n° 27).

G. K..., 27 ans, II pare, étudiante en médecine. Entre à la salle de travail le 5 janvier, à deux heures du soir. A marché à (?). Réglée à 13 ans régulièrement. Rougeole dans l'enfance. Premier accouchement à huit mois et demi ; enfant mort pendant le travail.

Grossesse actuelle. — Dernières règles, du 26 au 30 avril. Hauteur utérine : 31 centimètres.

La femme vient de chez elle. Pas d'albumine pendant la grossesse, ni au moment de l'accouchement. Le 29 décembre, vers neuf heures du soir, elle ressent des douleurs abdominales, qui s'accompagnent d'un écoulement sanguin assez considérable. Elle se fait conduire à la clinique Baudelocque, où elle arrive à dix heures du soir.

Examen : hauteur utérine : 31 centimètres ; palper : tête au détroit supérieur, dos à gauche ; toucher : col long, permettant à peine l'introduction de la pulpe du doigt ; pouls : 80 ; température : 37°.

Il s'écoule toujours du sang, malgré les injections chaudes à 50°. A minuit, les bruits du cœur du fœtus perçus à l'arrivée ne sont plus entendus. Les douleurs disparaissent et l'écoulement sanguin cesse. La femme est gardée au dortoir, où elle est surveillée. De temps en temps, elle perd quelques gouttes de sang. Pouls et température normaux.

Premières douleurs, le 5 janvier, à onze heures du matin. Entre à la salle de travail à deux heures du soir.

Au palper, on ne perçoit plus que vaguement les parties fœtales. L'utérus est mou. Dilatation : deux francs. Poche des eaux faisant hernie par l'orifice utérin. Pas de partie fœtale accessible au toucher. La dilatation est complète à neuf heures du soir, et à neuf heures et demie a lieu l'expulsion d'un garçon mort et macéré, pesant 2.050 grammes.

Le placenta suit immédiatement l'expulsion du fœtus. Le cordon est passé sur l'épaule du fœtus ; il est très serré et forme même sur l'épaule une légère empreinte. Son tiraillement a dû amener le décollement prématuré du placenta. Ce dernier présente à sa face utérine des caillots anciens adhérents. Le liquide amniotique est chocolaté. Le placenta pèse 440 grammes. Rétention de la caduque. Suites de couches normales.

OBSERVATION XII.

Hémorrhagie mixte. Rupture des membranes Arrêt de l'hémorrhagie

(Clinique Baudelocque, 1902, n° 504).

R. A..., I pare. Pas d'antécédents. Dernières règles, du 17 au 20 juillet 1901. Hauteur utérine : 29 centimètres. Pas d'albuminurie. Entre à la clinique le 27 mars 1902.

3 h. 20 du soir. — Au palper, les parois de l'utérus offrent une consistance ligneuse, une dureté anormale ; l'organe est douloureux à la palpation ; le col long, dilatable. Le linge de la femme est trempé de sang. L'auscultation reste négative. On porte le diagnostic d'hémorrhagie retro-placentaire. Injections vaginales chaudes toutes les demi-heures. La malade continue à perdre du sang. Les contractions sont irrégulières, le pouls reste bon, à 90.

10 h. 45 du soir. — La femme, en allant à la selle, a une syncope. Pouls, 130, petit, filiforme. Mlle Roze déchire les membranes. Injection de sérum physiologique, 500 grammes. Le pouls descend à 108, puis à 96. La femme ne perd plus. Les contractions se régularisent. La dilatation est complète à trois heures du matin.

28 mars, à 3 h. 15. — Expulsion d'une fille mort-née, pesant 1.280 grammes. Dix minutes plus tard, délivrance spontanée. Le placenta pèse 240 grammes. La malade perd de nouveau abondamment. Le pouls remonte à 130. L'introduction de la main dans l'utérus permet de retirer une grande quantité de caillots anciens. Le placenta présente sur sa face utérine une cupule centrale où se loge un gros caillot. Les membranes mesurent 20/5. La caduque est retenue en partie. Le cordon, mesurant 40 centimètres, faisait un circulaire autour du cou du fœtus. Suites de couches apyrétiques. La femme quitte au dixième jour, en parfait état.

OBSERVATION XIII.

Hémorrhagie mixte. Albuminurie. Rupture des membranes. La dilatation se complète

(Clinique Baudelocque, 1903, n° 394).

P. C..., primipare, 20 ans. Dernières règles, du 8 au 12 juillet. Entre à la clinique le 5 mars 1903. Cette femme ne s'est pas fait examiner pendant sa grossesse. Il y a un mois, elle s'aperçut que ses jambes étaient enflées, mais ne s'en inquiéta pas.

Le 5 mars, à midi, elle ressent les premières contractions utérines douloureuses.

A 6 h. 3o du soir, elle vient à la clinique, où on fait les constatations suivantes : Facies pâle, lèvres décolorées, pouls 112, bien frappé. Utérus s'élevant à 3o centimètres au-dessus du pubis, constamment dur, de consistance ligneuse. Auscultation négative. Aucun écoulement sanguin à la vulve. Dilatation de 5 francs.

Sommet engagé en gauche antérieur. Les membranes sont intactes ; on les rompt ; il s'écoule un peu de liquide verdâtre. Les urines renferment une grande quantité d'albumine. La femme est enveloppée de flanelle et les linges chauds. Le pouls monte à 12o. La dilatation se complète rapidement.

A 7 h. 45 du soir : expulsion d'une fille mort-née, en état de rigidité cadavérique, pesant 2.010 grammes.

Immédiatement après l'expulsion du fœtus, le placenta étant entièrement décollé, on termine la délivrance par expression. Derrière le placenta est expulsé un énorme caillot de 45o grammes. Les cotylédons placentaires présentent de très nombreux infarctus blancs. Il existe en outre deux larges cupules dans la partie centrale du placenta. Les membranes sont complètes : 29/1. Le cordon, mesurant 5o centimètres, faisait un circulaire autour du cou du fœtus.

Suites de couches : température, 39° ; pouls, 100. Le lendemain de l'accouchement, injection intra-utérine.

Le troisième jour : température, 38°4 ; pouls, 112.

La quantité d'albumine diminue peu à peu. Les urines en renferment encore o gr. 5o le 25 mars.

OBSERVATION XIV.

Hémorrhagie interne. Albuminurie. Rupture spontanée des membranes

(Clinique Baudelocque, 1903, n° 611).

D. H..., II pare, 28 ans, premier accouchement normal. Enfant mort.

Grossesse actuelle. — Dernières règles, du 24 au 30 août. Hauteur utérine : 20 centimètres.

Entre au dortoir de la clinique le 6 avril 1903. On constate une rétinite albuminurique ; les urines renferment 3 gr. d'albumine. Purgatif ; régime lacté absolu.

8 avril : 6 gr. d'albumine. Urine : 1 litre.

9 avril : 3 gr. d'albumine. Urine : 1 litre.

10 avril : 2 gr. d'albumine. Urine : 2 litres.

Le 10 avril, à une heure du soir, la femme est prise brusquement de douleurs violentes dans le ventre, cephalée, troubles de la vue plus accentués ; troubles de la respiration. Facies pâle, lévres décolorées, pupilles très dilatées. Pouls, 98. Utérus dur, ligneux. Relâchement des sphincters.

Six sangsues sont posées au niveau des mastoïdes.

Début du travail, vers trois heures du soir. Douleurs peu fortes, mais presque continuelles. A 6 h. 30 du soir, rupture spontanées des membranes. Dilatation de deux francs.

A 10 h. 20 du soir, expulsion d'un enfant mort, pesant 1.280 grammes. Aussitôt après, expulsion spontanée du placenta, qui pèse 270 grammes, et expulsion de deux caillots volumineux, du poids de 155 grammes.

La feuille fœtale a été égarée. Les détails concernant le placenta font défaut. Suites de couches apyrétiques. Cette jeune femme quitte le service le 2 mai, ne présentant plus que des traces d'albumine.

OBSERVATION XV.

Hémorrhagie interne. Albuminurie

(Clinique Baudelocque, 1903, n° 2137).

G. M..., 29 ans, III pare.

Premier accouchement : expulsion d'un enfant mort quelques jours avant la naissance.

Grossesse actuelle. — Dernières règles, du 12 au 16 mai. Hauteur utérine : 30 centimètres.

Cette femme, entrée à la clinique le 27 octobre, à trois heures du soir, dit avoir eu chez elle une hémorrhagie. Pouls: 92. L'utérus présente une dureté ligneuse, qui empêche de distinguer les parties fœtales. Auscultation négative. Col perméable. Les contractions sont très espacées.

Le 28 octobre, à huit heures du matin, les contractions deviennent régulières et rapprochées. A 4 h. 5, rupture spontanée des membranes ; il s'écoule un liquide vert ; le fœtus se présente par le siège en sacro-iliaque droite. Il est expulsé à 4 h. 15. Il est du sexe masculin et pèse 1.950 grammes.

Le placenta se présente par la face fœtale ; il est expulsé spontanément, dix minutes après l'accouchement. Poids, 530 grammes. Il présente de nombreux infarctus. Sur la face utérine existent plusieurs saillies mamelonnées, du volume d'une bille à celui d'une noix. Au palper, on sent qu'elles sont remplies de liquide. La plus volumineuse de ces saillies présente à son culmen un véritable cratère de 4 centimètres et demi, contenant des caillots noirâtres. Les urines renferment une grande quantité d'albumine. Suites de couches normales.

OBSERVATION XVI.

Hémorrhagie interne. Albuminurie. Rupture des membranes lors de la dilatation complète

(HIRIGOYEN. *Soc. de Gynec. obst. ped. de Bordeaux.* 1900).

La femme X... (n° 72, année 1900) entre dans le service le 22 mars. Agée de 25 ans, elle est enceinte de sept mois et demi. Ses dernières règles datent du 14 au 20 juillet 1899 ; c'est une primipare. Pas d'antécédents héréditaires ou personnels morbides à noter. La grossesse a évolué sans incidents, lorsque le 18 mars, dans la nuit, la femme éprouve une violente émotion, croyant que son mari avait été victime d'accident ; elle se lève, quitte sa maison à peine vêtue et par un temps froid. Elle rentre, se remet au lit et est prise aussitôt d'une hémorrhagie nasale abondante, avec douleurs très violentes à l'estomac et dans le ventre. La miction est douloureuse.

Dans la matinée du lendemain, 19 mars, l'hémorrhagie nasale reparaît ; Mme Dantos, sage-femme, est appelée à voir la malade pour la première fois. Elle constate qu'il existe de l'albuminurie légère avec œdème des membres inférieurs. Les bruits du cœur de la mère sont normaux.

La palpation du ventre est douloureuse, l'utérus peu tendu; l'enfant est vivant, en présentation du sommet gauche antérieur. Il n'y a aucune perte de sang ni de liquide amniotique, mais les douleurs du ventre, sans contractions utérines, sont très vives et il y a anurie complète. Cet état pénible dure les 20 et 21 mars. La situation paraissant grave, la femme est amenée à la Maternité le 22 mars, à neuf heures du matin.

Je l'examine à son arrivée ; l'abdomen est douloureux, l'utérus dur, constamment tendu, les bruits du cœur fœtal ne sont plus perçus ; le travail commence ; il y a un début de dilatation. Aucun écoulement sanguin par l'utérus, aucun signe d'hémorrhagie interne chez la mère. On donne du lait en boissons, et on pratique une injection sous-cutanée de sérum artificiel.

Le travail s'accentue dans la journée, et, à minuit, la dilatation est complète. La rupture des membranes fait écouler un liquide amniotique assez abondant, verdâtre. A deux heures, l'accouchement était terminé par l'expulsion d'un fœtus pesant 1.750 grammes, mort et présentant un début de desquamation. La délivrance a lieu un quart d'heure après.

Aucune hémorrhagie ne s'est montrée ; mais, au moment où le placenta allait être expulsé, par sa face utérine, un volumineux caillot sanguin de 150 à 200 grammes fut chassé au devant du placenta, qui sortit immédiatement après. Le placenta pesait 420 grammes, était circulaire, épais, gonflé de sang, ce qui lui donnait l'aspect spongieux ; sur la périphérie, on constatait qu'une partie de la masse placentaire avait dû être décollée depuis un certain temps avant l'accouchement, sur une étendue de 8 centimètres sur 4 : cette partie décollée prématurément était recouverte d'un caillot adhérent. Il n'y avait pas de traces d'hémorrhagie ancienne dans la masse même du placenta. Le cordon, gras, avait son insertion marginale. Les suites furent entièrement physiologiques. Dès que l'accouchement fut terminé, la femme recommença à uriner et rendit dans la journée 1.500 grammes d'urine ; la quantité, très peu forte d'albumine, disparut rapidement et la malade sortit guérie au bout de quelques jours.

OBSERVATION XVII.

Hémorrhagie mixte. Mort rapide de la femme

(*In* P. RUDAUX. *Archives générales de médecine*, n° 18, 1906)

A la suite d'une promenade, Mme E... ressent, à onze heures du matin, une vive douleur dans le bas-ventre. Bientôt les symptômes s'aggravent et la femme tombe dans le collapsus. Les traits sont tirés, la peau froide, le pouls imperceptible. La malade se plaint d'une forte douleur dans la région épigastrique et d'une sensation de tension abdominale avec étouffements. Au toucher, il n'y a rien d'anormal. Le volume du ventre n'est pas augmenté ; il n'y a pas de travail ; deux heures plus tard, il y a des contractions manifestes, avec suintement de sang par le vagin. On fait une pression sur le ventre ; les membranes sont rompues ; on administre l'ergot. La gravité du collapsus impose une délivrance immédiate, mais le col reste fermé ; il est impossible d'y introduire la main. La femme meurt non délivrée, sept heures après le début du travail.

Autopsie. — Un tiers du placenta était décollé, aplati, dur, dégénéré. Une grande quantité de caillots, recouverts d'un dépôt jaunâtre, remplissait le cul-de-sac formé par le placenta et la paroi utérine.

Les membranes n'étaient pas décollées à la partie inférieure ; l'hémorrhagie était purement interne.

OBSERVATION XVIII.

Un cas de diathèse hémorrhagique à terminaison fatale due au décollement prématuré du placenta

(J.-B. Lée. *Amer. journ. of. obstetrics,* décembre 1901
(résumée).

Il s'agit d'une femme de 35 ans, hémophile avérée, car chez elle le moindre trauma provoquait de petits hématomes sous-cutanés, mais qui n'avait jamais présenté d'hémorrhagie génitale, en dépit de trois grossesses, dont deux terminées par avortement, et de deux curettages, l'un instrumental, l'autre digital, pratiqués respectivement pour endométrite et pour rétention placentaire post-abortive. Les menstrues étaient cependant abondantes et duraient de huit à dix jours ; elles n'étaient régulières que depuis le mariage. Enceinte pour la quatrième fois, cette femme vint consulter au septième mois de sa grossesse ; sauf une mollesse extrême de l'utérus, on ne constatait rien d'anormal.

Quelques jours plus tard, survinrent, pendant la nuit, des douleurs abdominales vives et de la diarrhée ; le pouls était plein et bondissant, le visage très pâle ; l'utérus, antérieurement si mou, était devenu dur et douloureux au palper. Vers le matin, apparurent des hémorrhagies utérines, qui ne laissaient aucun doute sur l'existence d'un décollement prématuré du placenta. En raison de la pâleur et de la faiblesse de la malade, on se hâta de pratiquer l'accouchement prématuré, en introduisant un colpeurynter dans le col et en retirant le fœtus par version ; le placenta, déjà complètement décollé, fut aussitôt extrait. Pendant ces manœuvres, qui avaient pris environ deux heures, l'état de la patiente avait rapidement décliné; on lui fit des injections sous-cutanées de strychnine et d'ergotine, sans autre résultat que d'amener chaque fois des

hématomes sous-cutanés, ou même de petites hémorrhagies
en nappe, par l'orifice de la piqûre ; sur la partie droite du
vagin, on notait également une infiltration hématique. L'accouchement terminé, l'hémorrhagie s'arrêta un instant, mais
elle reprit bientôt, en dépit du tamponnement, et cette femme
ne tarda pas à succomber.

OBSERVATION XIX.

Hémorrhagie mixte. Opération césarienne vaginale de Dührsen

(Ruhl, *Centralblatt für Gynœkologie*, 47, 1905).

Le 18 novembre 1900, je fus appelé chez Mme K... On me
priait de me dépêcher, car il y avait menace de danger. A
mon arrivée, je trouvai une femme forte et d'un bon état général, sans connaissance. Le pouls était faible, un peu accéléré ; devant les parties génitales se trouvait une masse de
sang (500 grammes environ).

Les anamnestiques nous apprenaient que la femme avait
eu deux accouchements antérieurs, le dernier il y a trois ans,
sans complications particulières ; le deuxième accouchement
avait nécessité une application de forceps. La femme avait
toujours été bien portante ; elle n'avait jamais eu de néphrite
ou d'autre maladie dangereuse capable de produire un décollement prématuré du placenta.

Le jour précédent, 17 novembre, Mme K... avait reçu un
léger choc sur la paroi abdominale, choc auquel elle n'avait
apporté aucune importance particulière. Le 18 novembre,
avant midi, alors qu'elle se trouvait au mieux, la femme res-
sentit un léger mal, ressemblant à des douleurs ; des douleurs

intenses se succédèrent rapidement, de telle sorte que la patiente eut la sensation de quelque chose qui se déchirait dans son ventre ; en même temps, se déclara une hémorrhagie par le vagin. Aussitôt après, la femme tomba du canapé sur lequel elle était assise et se trouva sans connaissance. J'arrivai à midi. On plaça immédiatement la femme dans son lit, et, à l'examen, je reconnus que le fond de l'utérus remontait au voisinage des fausses côtes droites ; l'utérus, sur toute son étendue, avait sa forme normale, à part le côté droit, qui paraissait un peu fort. Les petites parties étaient indéterminées, difficiles à sentir.

Les mouvements du fœtus n'étaient pas perceptibles ; les bruits du cœur de l'enfant avaient disparu. Le vagin était rempli d'une grande quantité de sang coagulé. Le col avait toute sa longueur, ses parois étaient épaisses, sa consistance dure. L'index y pénètre facilement ; l'orifice interne est difficilement perméable. Les membranes sont intactes et sont tendues pendant les contractions ; on ne sent pas de tissu placentaire.

La femme, qui avait repris connaissance, déclara que les contractions douloureuses venaient de s'installer ; il y avait un écoulement continu de sang, qui devenait plus fort pendant les contractions.

De tout l'ensemble symptomatique, je conclus qu'il s'agissait d'un décollement prématuré du placenta. Le moyen thérapeutique qui me vint à l'esprit fut de pratiquer l'accouchement le plus rapidement possible ; je décidai d'introduire un colpeurynter dans l'utérus. Cela me parut la conduite la plus simple pour dilater le col, je pensais que le tamponnement du col avec membranes intactes serait suffisant pour faire l'hemostase.

Mes prévisions ne se réalisèrent en aucune manière. A la suite de l'introduction du colpeurynter, l'hémorrhagie externe s'arrêta. Quinze minutes à peine après l'introduction du colpeurynter, l'état général se modifia ; la femme se plaignit de dyspnée et d'angoisse, et elle perdit de nouveau connaissance;

elle était blanche comme cire ; le pouls devint misérable, à peine perceptible ; l'utérus s'était modifié ; il s'était formé, à la paroi antérieure du corps et sur le fond, une tumeur saillante, ayant presque la grosseur d'une tête d'homme, et qui se prolongeait à travers le col. Sans aucun doute, il s'agissait d'une forte hémorrhagie interne. Vider l'utérus était formellement indiqué. Le collapsus augmentait, le pouls devenait de plus en plus imperceptible ; je résolus aussitôt de pratiquer l'opération césarienne vaginale.

Pendant qu'on faisait de nombreuses injections de sérum artificiel, j'exécutai mon opération d'une façon typique. L'incision des parois antérieure et postérieure du col, en même temps que la protection de la vessie en haut, demanda trois minutes.

Il s'écoula peu de sang des plaies cervicales, de sorte qu'il ne fut pas nécessaire de faire une ligature provisoire ; je mis une pince sur deux points qui saignaient plus fort. La poche des eaux fut déchirée et la tête, qui se présentait au détroit supérieur du bassin, fut extraite facilement à l'aide du forceps.

Toute l'intervention, depuis le commencement de l'incision jusqu'à l'extraction de l'enfant, avait duré six minutes. Lorsque le fœtus fut extrait, le placenta vint spontanément, suivi d'une grande quantité de caillots et de sang frais. Dès que l'utérus fut vidé, il se rétracta spontanément et l'hémorrhagie s'arrêta. A la fin, les incisions furent suturées suivant la manière classique ; l'hémorrhagie par les plaies fut en tout très minime.

Les suites furent tout d'abord très pénibles ; pendant vingt heures, la femme fut entre la vie et la mort ; le pouls était très fréquent ; en même temps, on constatait une grande dyspnée, de l'angoisse et de l'agitation. Ce n'est qu'à l'aide d'injections de sérum, d'infusions de saccharate de soude, d'injections d'huile camphrée, de lavements nutritifs, que l'on parvint à sauver la femme. Vingt-quatre heures après, l'état était bon; il n'y eut pas de fièvre, et les suites furent excellentes.

OBSERVATION XX.

Hémorrhagie interne. Influence pernicieuse de la rupture prématurée des membranes

(Guérin-Valmale. *Soc. d'obstet. de Paris*, 19 mars 1903).

Mme C..., quartipare, âgée de 29 ans, sans profession, jouit habituellement d'une bonne santé ; rien dans ses antécédents ni dans ceux de ses parents ne mérite d'être signalé. Ni elle, ni son mari, n'offrent la moindre trace de syphilis.

Les deux premières grossesses se sont terminées près du terme, par la naissance d'enfants morts. A la troisième, je fus consulté et constatai de l'albuminurie. Je mis aussitôt la malade au régime lacté absolu, puis, après disparition de l'albuminurie, à un régime lacté mixte. Elle accoucha à terme très normalement d'un garçon qu'elle put nourrir.

Deux ans après, survint une quatrième grossesse. Les dernières règles avaient duré du 20 au 25 août. Les premiers mois se passèrent sans incidents. Au début de février et de mars, les urines examinées ne contenaient pas d'albumine ; malheureusement, depuis lors, malgré mes recommandations, on négligea d'en faire de nouveaux examens.

Le 28 avril, à six heures du matin, je fus précipitamment appelé auprès de cette femme. Depuis quelques jours, elle avait de l'œdème aux malléoles ; elle souffrait de maux de tête et éprouvait de vagues malaises avec, par moments, perte très marquée de la mémoire. La veille, dans la journée, son ventre était devenu très dur et très tendu, en même temps que très douloureux ; il lui paraissait même plus volumineux. A plusieurs reprises elle éprouva des vertiges, et depuis lors les mouvements fœtaux n'ont plus été perçus.

Cette nuit, après une vive agitation, ayant enfin trouvé le sommeil, elle a été brusquement réveillée par un écoulement

vaginal d'un peu de liquide incolore. Aussitôt prise de sifflements d'oreille, de bourdonnements, de bruits de cloche, elle
est tombée en syncope.

Bientôt elle reprit connaissance, mais resta brisée et souf-
frant violemment du ventre. La douleur était continue et ne
ressemblait nullement à celles de ses précédents accouchements. A partir de trois heures, on note un léger écoulement
sanguin par la vulve.

A six heures, je la trouve couchée, sans force et très angoissée ; elle est très pâle, bouffie, le pouls bat 124. L'utérus,
quoique la grossesse soit à peine de huit mois, monte à plus
de huit travers de doigt au-dessus de l'ombilic ; il est dur,
tétanisé ; la palpation en est impossible et tout contact très
douloureux.

Aussitôt mes mains désinfectées, au moment où j'allais
pratiquer le toucher, la femme, en deux efforts, expulsa un
petit enfant, immédiatement suivi d'un flot de sang liquide
et de caillots noirâtres. La main, portée sur l'abdomen,
trouve l'utérus déjà rétracté, et ne peut que refouler hors du
vagin deux ou trois caillots.

Après sa délivrance, la femme eut un petit malaise, bientôt
dissipé. Les suites de couches furent très simples ; l'accouchée reprit rapidement ses forces et vingt jours après l'accouchement, elle se levait et paraissait en excellente santé.

L'enfant, mort-né, pesait 1.600 grammes ; il était du sexe
féminin, comme les deux premiers.

Le placenta, très mince et largement étalé, portait une
vingtaine de noyaux fibrineux blanchâtres, de dimensions variant entre une pièce de cinquante centimes et une pièce de
cinq francs. Près d'un bord, un large caillot était sus-jacent
à une grosse truffe noirâtre, toute récente et ouverte à l'extérieur. Les membranes, longues de tous côtés, témoignaient de
l'insertion haute, presque fondale du placenta, car de leur
côté le plus court elles ne mesuraient pas moins de 14 centimètres, et c'était sur le bord diamétralement opposé au
foyer hémorrhagique récent. Enfin, le sang liquide et la masse

de caillots expulsés en même temps que l'enfant formaient un volume considérable, dont le poids n'était pas moindre de 1.200 à 1.500 grammes.

Depuis cette époque, je n'ai jamais perdu de vue cette femme, qui conserva une très bonne santé. Quelques mois après débuta une nouvelle grossesse. Pendant toute sa durée, la gestante fut mise préventivement à un régime fortement lacté ; elle n'eut jamais d'albuminurie et accoucha spontanément et normalement d'un second garçon très beau, qu'elle nourrit actuellement sans fatigue.

OBSERVATION XXI.

Hémorrhagie interne
Rupture du sinus circulaire

(DOLÉRIS. *La Gynécologie*, avril 1902).

La nommée Marie B..., âgée de 35 ans, exerçait la profession de fleuriste ; entre le 23 janvier 1900 dans mon service de la Maternité de Boucicaut.

Antécédents. — Cette malade était réglée à 12 ans, toujours régulièrement pendant cinq à six jours. Mariée à 22 ans.

Première grossesse. — Dix mois après son mariage ; accouchement à terme ; enfant actuellement vivant.

Deuxième grossesse. — 22 mois après ; accouchement à terme ; enfant né vivant, mort à 13 mois, de méningite.

Troisième grossesse. — 22 mois après ; accouchement à terme ; enfant actuellement vivant.

La malade avait alors 26 ans. Elle est restée neuf ans sans avoir d'enfants. Pendant tout le temps, sa santé a été très bonne ; elle dit n'avoir jamais eu besoin d'un médecin ; elle n'avait que quelques migraines qui duraient un jour.

Quatrième grossesse actuelle. — Dernières règles du 21 au 25 juillet ; cette dernière grossesse n'a pas du tout ressemblé aux autres ; la malade dit qu'elle éprouvait des malaises, des maux de reins intenses et des douleurs dans le ventre. Néanmoins, elle n'avait jamais cessé son travail de fleuriste.

Le 22 janvier, les malaises s'étant accentués, Mme B... était énervée et ne pouvait tenir en place. C'était l'époque qui correspondait approximativement à la deuxième (?) période menstruelle supprimée.

Dans la nuit, elle fut obligée de se lever de son lit, mais à peine avait-elle posé les pieds à terre, qu'elle fut prise de bourdonnements d'oreille, de sueurs froides, et elle tomba sans connaissance. Les personnes qui entouraient la malade lui ont dit qu'à ce moment elle était extrêmement pâle.

Le lendemain, 23 janvier, elle a eu une nouvelle syncope, en voulant se lever du lit. On a appelé un médecin qui nous l'envoya à l'hôpital pour refroidissement.

Elle est arrivée le soir du 23, le facies assez pâle, mais pas extrêmement décoloré, avec un aspect légèrement cyanosé ; pas d'œdème. Le pouls était assez bon. 100 pulsations, et rien dans son état ne faisait supposer une hémorrhagie interne grave. On pouvait croire plutôt à des manifestations de nature nerveuse. On nota cependant que la malade respirait mal, quand elle était couchée, mais, dès qu'elle s'asseyait, elle déclarait qu'elle se trouvait bien, quoiqu'elle éprouvât un certain degré de gêne respiratoire. Les urines examinées contenaient à peine des traces d'albumine.

24 janvier. — Température matin : 37°6. On met la malade au lit et on la laisse au repos sans pousser l'examen plus loin.

Je l'examine le 24 janvier à la visite du matin. A l'examen, je trouve un utérus développé comme à terme, et cette anomalie, étant donné l'âge de la grossesse, me frappe tout d'abord. L'organe mesure 30 centimètres verticalement, 50

7

à 60 transversalement. Il y a deux travers de doigt d'intervalle entre le fond de l'utérus et l'appendice xyphoïde. Le ventre fait une saillie marquée en avant (abdomen pendulum) ; il est régulier d'aspect et modérément tendu.

Léger œdème sous-pubien, larges et abondantes veinosités sur la paroi abdominale. Entre cette paroi et l'utérus paraît exister une petite quantité d'acide ascitique, qui gêne la palpation de l'utérus. Le palper révèle une tension anormale de l'utérus, persistante, empêchant la recherche utile de la présentation et d'indices utiles au diagnostic.

Au toucher, le col très aplati, en bobèche, est situé en arrière, sur une tête qui ballote très facilement.

L'état général n'attire pas autrement l'attention. La figure est pâle, mais il n'y a plus de dyspnée. Je pense vaguement à de l'hydramnios ou à une erreur de date des dernières règles, réservant mon diagnostic pour plus tard. Température, le soir : 38°6.

La malade a quelques douleurs de reins, qui font présager l'accouchement. Son état général est le même.

25 *janvier*. — Température du matin : 37°6 ; soir : 38°4.

Le col s'efface très lentement ; les contractions utérines, rares, sont peu intenses ; les douleurs de reins augmentent.

26 *janvier*. — La malade avait eu des douleurs toute la nuit. Le matin, à 5 h. 20, la dilatation est grande comme une pièce de cinq francs ; la poche des eaux est très plate ; la tête ballotte quand on la soulève avec le doigt.

On rompt les membranes et on recueille tout le liquide ; il pèse 470 grammes. La tête vient aussitôt s'appuyer sur l'orifice interne ; 45 minutes après, expulsion rapide d'un enfant mort et macéré de 2.350 grammes.

Le cordon est à peine coupé que le placenta apparaît à la vulve. On pratique la délivrance, et immédiatement après il sort une grande quantité de caillots, dont deux surtout sont très gros ; il y a aussi du sang liquide noirâtre ; les caillots ne sont pas organisés et sont exclusivement composés de fibrine demi-compacte, de coloration uniformément noire. Le tout a l'odeur fade, un peu âcre, spéciale au sang, point fétide.

Malgré l'expression utérine, le tout n'est pas expulsé. Une main est mise dans le vagin et deux doigts dans l'utérus pour retirer ce qui reste ; on en ramène en effet une assez grande quantité et on se rend compte alors que le placenta était inséré sur la paroi postérieure de l'utérus et que, par conséquent, la zône hémorrhagique, qui aurait pu fournir par sa consistance dure, massive, et sa disposition étalée, quelques sensations utiles à l'examen, était absolument inaccessible au toucher.

Grand lavage utérin à l'acide phénique au 1/1000. Température : 37°6.

Malgré le bon état de la malade, on fait 500 grammes de sérum.

Les caillots solides recueillis pèsent 1.600 grammes, et on peut estimer à 200 grammes environ le sang liquide et demi-solide qui s'est écoulé.

A l'examen du placenta, on voit, après une recherche minutieuse et prolongée, que l'hémorrhagie paraît due à une rupture du sinus circulaire.

Le cordon est de longueur normale, infiltré et mou ; les membranes sont de coloration rougeâtre, uniforme, due à l'infiltration sanguine.

Le placenta a perdu son aspect lobulé ; il est divisé en deux parties ; une saillante, formant bourrelet, ayant la forme d'un croissant, dont la concavité utérine figure une arête vive; l'autre, beaucoup plus importante, est déprimée, aplatie, lisse et figure une sorte de cuvette sur laquelle adhérait le caillot principal. Cette surface, qui se trouvait décollée de l'utérus, est d'une coloration plus pâle que la surface saillante. Le sinus coronaire est rompu en deux endroits qui correspondent au pourtour de la portion aplatie et déformée du placenta; il forme un relief noirâtre dû aux caillots qui le remplissent ; ces thrombus intra-veineux se continuent extérieurement par des coagula vermiculaires.

En étudiant à l'aide d'un stylet ses diverses perforations, on constate que la paroi du sinus est extrêmement mince.

OBSERVATION XXII.

Hémorrhagie mixte. Traumatisme. Dilatation manuelle. Version

(MAYGRIER. *Semaine médicale,* novembre 1900).

Il s'agit d'une femme de 21 ans, primipare, entrée à la clinique le 17 juillet 1900 et n'offrant rien de particulier dans ses antécédents héréditaires, ni personnels. Elle a eu ses dernières règles du 19 au 24 décembre 1899. Sa grossesse avait fort bien évolué lorsque, le 8 juillet dernier, étant enceinte de six mois environ, elle a fait dans un escalier une chute de cinq à six marches. Deux heures après, elle éprouva de violentes douleurs dans le ventre, et au bout de quelques instants elle eut une hémorrhagie abondante, qui se calma assez rapidement.

Les jours suivants, elle continua à vaquer à ses occupations, tout en ayant un suintement sanguin continuel.

Le 12 juillet, elle perd brusquement une assez grande quantité d'eau et, du 12 au 16, elle continue à perdre de l'eau et du sang mélangés.

A ce moment apparaissent des contractions douloureuses, et la malade se décide à venir à l'hôpital. Elle entre à la clinique le 17 juillet, perdant le sang en abondance.

L'examen permet de constater que le fœtus, petit, de sept mois à peine, se présente par l'épaule. Par le toucher, on arrive sur un col dilaté de un centimètre. Le vagin et le col sont remplis de caillots que l'on retire, mais, en aucun point, on ne sent le placenta.

La dilatation ne mesurant qu'un centimètre, la femme étant primipare et la vie de l'enfant paraissant déjà très compromise, on se décide à attendre, mais comme l'hémorrhagie continue, on applique un tamponnement cervico-vaginal et on fait une injection sous-cutanée de 300 grammes de sérum.

Deux heures après le tampon est imbibé de sang ; on l'en·
lève ; le col n'est dilaté que de deux centimètres, mais paraît
beaucoup plus souple. Après une seconde injection de sérum,
M. Schwaab procède à la dilatation rapide par la méthode de
Bonnaire (procédé bimanuel) et termine l'accouchement par
la version.

Le fœtus, qui pèse 1.530 grammes, était mort avant l'intervention. Délivrance artificielle. Le placenta, en partie décollé,
était inséré sur la face antérieure et dans le fond de l'utérus.

OBSERVATION XXIII.

Hémorrhagie interne. Traumatisme

(Champetier de Ribes. *Soc. d'Obst., de Gynéc. et de Pœdiatrie,* 10 juin 1901).

Il s'agit d'une secundipare de 21 ans, accouchée une première fois à terme en 1897, dans des conditions normales
pour elle et pour son enfant. Les dernières règles datent de la
première semaine de mars 1898. Le 30 octobre, elle tombe
contre l'angle d'une table ; le traumatisme porta sur le côté
droit du ventre, dans la région sus-pubienne et laissa comme
trace une ecchymose ayant l'étendue d'une pièce de cinq
francs. Elle ne sent plus les mouvements actifs du fœtus
depuis ce moment. Elle entre le 31 octobre à l'Hôtel-Dieu.

Le fond de l'utérus remonte à 33 centimètres au-dessus du
pubis. La consistance de l'utérus est ligneuse. On n'entend
pas les bruits du cœur. Le col est fermé ; les membranes sont
intactes ; la femme ne perd pas de sang. Le diagnostic posé
est celui d'hémorrhagie intra-utérine retro-placentaire, d'origine traumatique.

Le 1er novembre, à une heure du matin, le travail commence ; à 6 h. 15 du soir, elle expulse 333 grammes de caillots anciens, puis accouche d'un fœtus frais, mort, de 1.900 grammes.

Le cordon ombilical normal est long de 53 centimètres. Le placenta pèse 350 grammes. La moitié de sa face utérine est creusée d'une large cupule remplie de caillots noirs anciens. Suites de couches apyrétiques.

OBSERVATION XXIV.

Hémorrhagie intra-amniotique

(Schuhl. *Revue médicale de l'Est*, 1900, XXXII).

La nommée L..., âgée de 32 ans, repasseuse, régulièrement menstruée depuis l'âge de 13 ans, a eu une première grossesse normale à 25 ans. Son enfant mourut de méningite à 18 mois.

Deux ans après le premier accouchement, elle eut une grossesse gémellaire, qui se termina par un avortement au cinquième mois.

Elle entra à la Maternité le 24 août 1899, à la fin de sa troisième grossesse. Les dernières règles ont duré du 22 au 26 novembre 1898.

Le 16 février, c'est-à-dire pendant le troisième mois de la grossesse, se produisit une métrorrhagie ; l'écoulement sanguin dura pendant trois semaines et fut assez abondant pendant les huit premiers jours.

Le 24 août, à quatre heures du matin, elle a commencé à sentir des douleurs abdominales. Elle se leva vers cinq heures du matin, mais eut immédiatement des éblouissements et de la cephalalgie. A onze heures du matin, elle eut une syncope précédée de nausées, de sueurs froides, de troubles de la vue. Son état s'améliora au bout de vingt minutes. A partir de midi, la malade remarqua que son ventre augmentait de volume. Une nouvelle syncope avec nausées et vomissements survint vers cinq heures du soir. Malgré ces accidents, la malade put, à neuf heures et demie du soir, venir à pied à la Maternité.

A son entrée, on constate que l'état général est bon ; la température est normale, le pouls un peu fréquent. On ne trouve rien d'anormal au cœur et aux poumons ; les urines ne contiennent pas d'albumine.

L'utérus est très volumineux ; son fond arrive à l'appendice xyphoïde. La matrice est tendue d'une façon permanente, douloureuse à la pression. Malgré la tension de l'utérus, on arrive à reconnaître les parties fœtales. Le fœtus se présente par le sommet ; son dos est dirigé du côté gauche. Les battements du cœur sont entendus à gauche. Par le toucher vaginal, on trouve l'orifice utérin dilaté comme une pièce de deux francs ; les membranes sont intactes ; la tête fœtale, placée en O. I. G. P., repose sur le détroit supérieur et peut être déplacée par le doigt explorateur. Il n'y a aucun écoulement sanguin; la parturiente n'a pas perdu de sang depuis le quatrième mois de la grossesse.

Quelques minutes après cet examen, la poche des eaux se rompt : le liquide qui s'en écoule est sanguinolent, rouge foncé ; on en recueille 650 grammes. Après la rupture des membranes, la tête s'engage dans l'excavation, presse sur l'orifice utérin et l'écoulement s'arrête.

A minuit un quart, la dilatation de l'orifice utérin est complète, et un quart d'heure plus tard, le fœtus est expulsé. Ce fœtus, qui a crié immédiatement après son expulsion, est couvert de sang sur toute sa surface. Sur ses pieds et sur le cordon, on trouve un caillot noir pesant 420 grammes.

Comme la femme, après l'accouchement, continue à perdre beaucoup de sang, on fait la délivrance artificielle ; le placenta était encore adhérent dans la plus grande partie de son étendue. L'examen du délivre montre, au niveau des membranes, deux déchirures, dont l'une, très grande, paraît s'être trouvée en rapport avec l'orifice utérin et dont l'autre correspond à la partie supérieure de l'œuf. On ne remarque pas d'hémorrhagie dans l'épaisseur du placenta, mais quelques caillots blanchâtres sur la caduque. Le sinus circulaire ne présente pas de lésions. Le délivre pèse 560 grammes ; le cordon ombilical a une longueur de 70 centimètres. Le fœtus, du sexe féminin, pèse 3.560 grammes.

Les suites de couches ont été normales et l'accouchée a pu quitter la Maternité le 2 septembre.

OBSERVATION XXV.

Hémorrhagie mixte. Dilatation manuelle rapide Extraction manuelle

(Fieux. *Bulletin médical*, 1899, n° 15).

Le 5 août 1898, à onze heures du matin, une malade est apportée à la clinique d'accouchement, accompagnée par Mlle Louise Barruet, sage-femme de notre ville, qui nous donne les renseignements suivants :

Marie C..., âgée de 35 ans, jouit habituellement d'une très bonne santé. En 1893, elle accouche une première fois à terme d'un enfant qui meurt pendant le travail. En 1895, deuxième grossesse à terme également. L'enfant se présente par le siège, il succombe pendant l'extraction. Depuis ces deux accouchements, dont les suites ont été physiologiques, la santé reste parfaite, et Marie C... redevient enceinte pour la troisième fois, au mois de décembre 1897. Les dernières règles ont apparu du 18 au 20 de ce mois.

La grossesse évolue sans que rien éveille l'attention de la malade, rien tout au moins qui l'inquiète et l'engage à consulter un médecin ou une sage-femme.

Le 5 août 1898, la grossesse était alors au commencement du huitième mois, à six heures du matin, la malade se sent fatiguée, puis elle pâlit, devient de plus en plus faible, éprouve des vertiges. En même temps, elle constate que son ventre augmente rapidement de volume.

Tout ceci se passe sans douleur, s'accompagnant seulemen' d'une tension un peu pénible de l'abdomen. A neuf heures, un peu de sang commence à s'écouler par la vulve, mais bientôt l'hémorrhagie augmente d'intensité. C'est alors que Mlle Barruet, appelée, juge le cas grave et conseille le transport immédiat de la malade à la clinique d'accouchement, où elle arrive à onze heures. Je trouve cette femme d'une blancheur de cire, les lèvres et les muqueuses complètement décolorées. La respiration est courte et rapide. Le pouls bat 148 à la minute. Des organes génitaux s'écoule, à travers un tamponnement, un sang épais, sirupeux et noirâtre. L'utérus remonte jusqu'au creux épigastrique et, tout en évaluant ses dimensions, une chose me frappe, c'est son extrême dureté. Il est ligneux et ligneux dans toute son étendue. Nulle part je ne trouve ni de point douloureux, ni de zône présentant de mollesse pâteuse. Cette consistance spéciale rend absolument impossible le palper du contenu. Quant à l'auscultation, elle nous fait entendre des battements excessivement rapides, mais qui sont synchrones avec le pouls maternel affolé.

Après avoir enlevé le tamponnement, le doigt introduit dans le vagin rencontre une grande quantité de caillots mous et noirâtres. Au fond du vagin, le segment inférieur forme une calotte tendue et saillante, difficile à déprimer. Le col, très élevé et dévié à gauche, ne présente aucune modification du travail. L'orifice externe est perméable, mais l'orifice interne est complètement fermé, et entre les deux, le conduit cervical mesure 30 à 35 millimètres.

Le tableau symptomatique était assez complet, assez typique pour permettre de faire immédiatement le diagnostic d'hémorrhagie retro-placentaire. Aussitôt je fais examiner les urines, qui sont trouvées fortement albumineuses.

L'état général de la mère, qui est véritablement des plus inquiétants, me pousse à vider aussitôt l'utérus, non pas seulement en mettant le travail en branle, mais en pratiquant l'accouchement accéléré.

Il est onze heures et demie. Je fais placer la malade en position obstétricale et, pendant qu'on injecte sous la peau 5oo grammes de sérum salé, je me mets en demeure d'attaquer le col. En trois minutes, j'arrive à franchir l'orifice interne ; j'y passe deux doigts, je romps les membranes et j'introduis sans peine le grand modèle du ballon de Champetier.

Pendant vingt minutes, je pratique la manœuvre qui consiste à vider, à tirer, puis à remplir de nouveau, et ainsi de suite. Mais pendant ces vingt minutes, je ne gagne rien. Le temps est court, c'est vrai, mais mon impatience est grande, car j'ai sous les yeux la malade dont la pâleur et la faiblesse s'accentuent. Je rejette le ballon, espérant avec la main arriver plus facilement à ouvrir l'utérus. J'introduis d'abord deux doigts, puis, très rapidement, trois et quatre, et enfin, au bout de huit minutes, la main entière en fuseau a franchi l'orifice utérin.

Je trouve un siège décomplété, mode des fesses ; la méthode de Pinard me donne immédiatement et très facilement le pied antérieur. Certainement, le fœtus est mort ; on ne peut guère, avec une hémorrhagie aussi grave et surtout de cette nature, compter avec la survie de l'enfant. Très rapidement, j'extrais le siège et le tronc, mais la tête est arrêtée par l'orifice, insuffisamment dilaté.

Ma première idée est de recourir à la basiotripsie, mais je réfléchis que la tête, passant intacte, va ouvrir doucement la porte et assez pour me permettre d'aller dans la cavité utérine, s'il survient quelque complication. Au bout de trois minutes de tractions modérées mais soutenues, la tête franchit l'orifice.

Immédiatement après la tête, suit le placenta, se présentant par sa face fœtale avec toutes ses membranes. Dans la coupe retro-placentaire est contenu un énorme caillot noir, pesant 3oo grammes, et 2oo grammes de sang poisseux ressemblant, comme couleur et comme consistance, à de la gelée de cassis.

A midi exactement, c'est-à-dire en une demi-heure, l'utérus est vidé.

A la suite de la délivrance, survient une hémorrhagie abondante. Une injection intra-utérine très chaude n'arrive pas à exciter la fibre intra-utérine. L'introduction de la main, combinée à l'injection chaude, a vite raison de cette atonie qui peut être ici fatale.

De nouveau, 5oo grammes de sérum sont injectés dans le tissu cellulaire. Puis des boissons alcoolisées et du champagne sont administrés *larga manu*.

Le pouls est toujours très rapide, 145, mais il est plus facilement perceptible, et l'état général, une demi-heure après l'accouchement, est déjà très sensiblement amélioré.

L'enfant, du sexe féminin, pèse 1.870 grammes. Le placenta, du poids de 38o grammes, est aplati en godet à son centre. L'épaisseur de la masse placentaire est de 15 millimètres au niveau de la région centrale, et de 18 millimètres à 4 centimètres du bord ; c'est cette dépression en godet qui contenait le gros caillot que nous avons déjà signalé.

Les suites de couches sont aussi simples que possible. L'albumine décroit rapidement dans les urines : le pouls revient peu à peu à son chiffre normal, et le 15 août, c'est-à-dire dix jours après son accouchement, Marie C... quitte le service en excellent état.

OBSERVATION XXVI.

Hémorrhagie mortelle au cours du travail par décollement du placenta, coïncidant avec une rupture extramuqueuse de l'utérus.

(Véron. *Société scientifique et médicale de l'Ouest,* 3 février 1905).

J. B..., 27 ans, quatrième grossesse, entre à la Maternité de Rennes le 13 décembre 1904.

Première grossesse. — Accouchement prématuré à huit mois de gestation ; enfant vivant, ayant actuellement 4 ans et demi.

Deuxième et troisième grossesse. — Accouchements à terme spontanés ; enfants vivants, du sexe féminin tous les deux ; décédés l'un à huit mois, l'autre à onze mois et demi.

Quatrième grossesse. — Entre le 13 décembre 1904, enceinte pour la quatrième fois. Les dernières règles pour cette grossesse ont eu lieu du 10 au 13 mars 1904, et les premiers mouvements actifs sont apparus dans la première quinzaine du mois de juillet.

L'examen du squelette en général, et celui du bassin en particulier, ne révèlent rien d'anormal chez cette gestante, qui a fait du reste ses premiers pas à un an et a toujours bien marché depuis.

Le fœtus, vivant, se présente par le sommet en position gauche, variété antérieure. Les premières contractions utérines de travail se produisent le 14 décembre 1904, à six heures du soir. Deux heures plus tard, on constate par le toucher vaginal que le col est à peu près complètement effacé ; l'orifice utérin est très souple et peut être facilement dilaté à deux francs environ. Les bruits du cœur fœtal sont bons.

Vers neuf heures du soir, un suintement sanguin léger,

mais continu, s'effectue par l'orifice vulvaire. Quelques irrigations vaginales très chaudes arrêtent momentanément cette hémorrhagie externe.

A dix heures, l'écoulement sanguin reparaît ; la parturiente se sent très faible ; elle est en même temps très pâle, angoissée, et présente du subdélire. L'utérus semble constamment contracté ; les bruits du cœur fœtal ne s'entendent plus nettement. L'interne de service nous fait alors appeler auprès de cette femme, et pratique immédiatement une injection sous-cutanée de sérum artificiel (un litre).

Nous arrivons près de la parturiente à dix heures 3/4, et nous sommes frappés par son état de pâleur extrême. Le pouls est faible, rapide ; l'utérus offre une tension considérable. Nous portons alors le diagnostic d'hémorrhagie grave par décollement prématuré du placenta, et nous décidons de terminer rapidement l'accouchement.

La femme étant mise en position obstétricale, nous effectuons la rupture de la poche des eaux et achevons manuellement la dilatation de l'orifice utérin, qui est de cinq francs environ.

Version podalique : le fœtus est extrait en quelques minutes. La rupture des membranes et la sortie du fœtus sont suivies de l'issue d'une grande quantité de sang et de caillots sanguins mélangés au liquide amniotique. Délivrance artificielle immédiate ; la main introduite à l'intérieur des organes génitaux, rencontre dans le segment inférieur de l'utérus le placenta, qui est complètement décollé.

Massage de l'utérus intus et extra ; irrigations intra-utérines à 50° injection sous-cutanée d'ergotinine. L'écoulement sanguin par les voies génitales s'arrête.

L'accouchée, exsangue, est mise dans un lit chauffé, dont les pied sont soulevés, pour placer la tête dans une position très déclive. Deux litres de sérum artificiel sont injectés dans le système veineux. Compression des membres inférieurs, pour réaliser l'autotransfusion; injections alternantes de caféine et d'éther.

La femme offre un état d'agitation tout spécial, est anxieuse, se plaint constamment de manque d'air et, malgré tous les moyens mis en œuvre pour la secourir, succombe une heure et demie après son accouchement.

L'enfant, du sexe féminin, pesant 3.400 grammes, né avec tous les signes de l'asphyxie blanche, sans aucun battement cardiaque, n'a pu de son côté être ranimé.

Autopsie. — A l'ouverture de la cavité abdominale, on trouve dans le péritoine un épanchement sanguin, dont la quantité peut être évaluée à un demi-litre environ.

L'utérus présente sur sa face antérieure deux déchirures ; l'une, longue de 5 centimètres environ, siégeant en haut et à droite, au voisinage du dôme utérin ; l'autre, de 1 centim. 5 de longueur, située à gauche et plus bas, assez rapprochée du segment inférieur de la matrice. Ces deux déchirures sont incomplètes ; elles intéressent les couche séreuse et musculaire, sans atteindre la tunique muqueuse.

Le col de l'utérus est dilacéré au niveau de son bord droit, sur une étendue de 4 centimètres en moyenne. La matrice, ouverte par une incision postérieure, ne renferme aucun caillot. L'area placentaire répond au fond de l'organe et se prolonge au niveau du bord droit sur les parois antérieure et postérieure, sans empiéter sur le segment inférieur. La muqueuse utérine présente par ailleurs l'aspect normal habituel.

OBSERVATION XXVII.

Décollement prématuré du placenta
par brièveté du cordon

(Lafont. *Toulouse médical*, 31 décembre 1905).

La nommée E..., primipare, est entrée à la clinique le 22 octobre dernier. Elle présente quelques signes de rachitisme, parmi lesquels le rétrécissement du bassin ; le promontoire est en effet accessible.

Pas d'antécédents notables dans le cours de la grossesse.

Le début du travail a lieu le 23 novembre, à quatre heures du soir. La présentation est en O. I. D. P.

La dilatation commence à 9 h. 30 du matin ; elle dure par conséquent 18 h. 30 minutes.

L'engagement, commencé seulement le 22 novembre, à sept heures du soir, est terminé le 24 novembre, à quatre heures du matin. La rupture précoce des membranes a lieu à trois heures du matin. Expulsion du fœtus à 1 h. 45. Durée totale du travail : 25 heures et demie.

Durant le cours du travail, on observa de la rétention vésicale ; aussi dût-on sonder trois fois la parturiente.

La rotation du fœtus s'effectue normalement ; la tête se dégage facilement, en occipito-pubienne, mais le dégagement des épaules parut légèrement contrarié et l'expulsion du fœtus nécessita une traction assez énergique de la part de l'accoucheuse ; au même moment s'écoula de la vulve un flot de sang et quelques caillots. L'enfant resta appliqué contre la vulve, et de nouveaux flots de sang s'échappaient de l'orifice vulvaire après chaque mouvement du fœtus.

On sectionna alors le cordon à 5 centimètres de l'ombilic.

On pratiqua une injection très chaude et on attendit la délivrance, qui se produisit spontanément, trente minutes après l'accouchement.

Nous remarquons un placenta moyen du poids de 535 gr.; son bord le plus rapproché de l'orifice des membranes en est situé à 12 centimètres ; une partie de ce placenta présente un caillot adhérent de forme triangulaire, occupant environ un sixième de la face utérine ; enfin, les membranes contiennent 110 grammes de sang en caillots.

Le cordon, inséré latéralement, ne mesure que 29 centimètres.

OBSERVATION XXVIII.

Décollement prématuré du placenta au cours du travail. Mort du fœtus. Rigidité du col. Signes menaçants d'hémorrhagie interne et de tétanisation de l'utérus. Opération césarienne conservatrice. Guérison.

(M. Le Lorier. *Communication à la Société d'obst., de gynéc. et de pœdiatrie de Paris,* parue dans les *Annales de Gynécologie et d'Obstétrique,* juin 1906).

Femme de 26 ans. Première grossesse en 1899.

Accouchement spontané à terme. Enfant mort à cinq semaines d'érysipèle.

Deuxième grossesse en 1902. — Accouchement prématuré à huit mois. Enfant mort au cours du travail. La malade avait fait cet accouchement à l'hôpital Saint-Louis, où l'on n'a pu nous donner sur elle aucun renseignement. D'après ses dires, elle avait eu une hémorrhagie assez forte après l'accouchement.

Troisième grossesse. Grossesse actuelle. — Même père pour les trois grossesses. Dernières règles du 2 au 6 mai 1905. Présentation du sommet, non engagé en droite transversale. Bassin normal. Pas d'albumine dans l'urine.

A son entrée, le 25 janvier 1906, à une heure du matin, la sage-femme de garde l'examine ; elle trouve une présentation du sommet en voie d'engagement en droite transversale. Les bruits du cœur sont normaux au lieu d'élection. Le col est en voie d'effacement ; les membranes sont intactes. Pas d'albumine dans l'urine. L'état général de la malade est bon, sa température normale, son pouls à 88. Les douleurs reviennent avec peu de fréquence et une faible intensité jusqu'à six heures du matin.

A huit heures et demie du matin, la sage-femme de garde constate que les bruits du cœur se modifient, et fait prévenir la sage-femme en chef, Mme Léger, qui arrive immédiatement ; elle est tout de suite frappée par la pâleur de cette femme, pâleur qui venait de se produire. Le pouls est petit, à 90 ; l'utérus est dur comme du bois ; l'auscultation est absolument négative. Au toucher, l'orifice utérin, largement entr'ouvert, n'est pas complètement effacé ; l'orifice externe est souple, mais l'orifice interne, présentant la dimension d'une pièce de deux francs, est circonscrit par un rebord dont la dureté et la rigidité ne sauraient être comparées qu'à celles d'un anneau de fer. Mme Léger rompt les membranes ; il s'écoule une certaine quantité de liquide amniotique clair. L'état de l'utérus ne se modifie pas après cette opération. Aucun écoulement sanguin par la vulve.

Peu après, MM. Ribemont-Dessaignes et Le Lorier voient la malade et font les mêmes constatations, mais dans l'intervalle l'état de la malade s'est aggravé ; la pâleur était très accentuée, le pouls était très petit et à 96, les douleurs presque permanentes. Le diagnostic ne semble pas douteux, il s'agit d'une hémorrhagie retro-placentaire.

Mais, d'une part, l'aspect hémorrhagique de la malade — dont le pouls devient par moments imperceptible, dont les muqueuses sont décolorées et qui présente, en outre, des éblouissements, des bourdonnements d'oreilles; — d'autre part, la tétanisation de son utérus distendu appellent une intervention rapide. L'état du col fait rejeter absolument toute idée d'intervention par les voies naturelles ; que la moindre fissure se produise dans l'anneau de fer qu'est à ce moment l'orifice interne, il s'ensuivra une déchirure dont la direction et l'étendue ne sauraient être prévues.

L'opération césarienne est pratiquée à onze heures, par M. Ribemont-Dessaignes, la malade étant endormie au chlorure d'éthyle d'abord, puis l'anesthésie continuée à l'éther.

Après incision de la paroi abdominale, l'utérus apparaît avec un aspect tout à fait spécial. Le péritoine pré-utérin est

8

comme décollé par un léger épanchement sous-séreux non hémorrhagique ; il est même déchiré en un point, sur une étendue de un à deux centimètres.

L'utérus lui-même est dur, violacé, ponctué de petites ecchymoses.

L'incision de l'utérus tombe en plein sur le placenta, qui est complètement décollé. Un flot de sang liquide et de caillots, dont 400 grammes seulement ont pu être recueillis, s'échappent de la cavité utérine. On extrait l'enfant qui naturellement ne présente aucun signe de vie.

Avant de refermer l'utérus, on prélève un fragment du muscle utérin, pour examen histologique ; ce fragment est placé aussitôt dans du sublimé acétique.

Sutures de l'utérus à la soie.

A ce moment, l'utérus est mou comme un mouchoir chiffonné et ne réagit à aucune excitation ; cet état se prolonge à tel point que l'on hésite à le laisser en place. Coup sur coup, 4 grammes d'ergotine sont injectés à la malade ; enfin, après une attente de huit à dix minutes, l'utérus finit par se contracter ; on referme alors le ventre par trois plans sans drainage.

Suites très simples ; la malade sort guérie le 15 février 1906.

L'enfant, du sexe masculin, pesait 2.800 grammes ; le placenta, 450 grammes. Son aspect était normal ; le cordon mesurait 64 centimètres de long. Il n'y avait pas de circulaire, ni de nœuds entraînant sa brièveté accidentelle. Nous avons vu que les urines étaient normales. La cause du décollement du placenta reste donc inconnue.

Sur les préparations histologiques du fragment de muscle utérin, on voit nettement, en un point probablement rapproché de la séreuse, une infiltration hémorrhagique légère, tendant à dissocier les fibres musculaires et qui répond aux constatations faites de *visu* de petites taches ecchymotiques à la surface de l'utérus. Le reste de la musculaire paraît tout à fait sain.

Il semble bien que l'on doit considérer ces petites hémorraghies comme le premier stade d'un processus qui aurait abouti à une rupture de l'utérus progressant de dehors en dedans, de la musculeuse vers la muqueuse.

Ces constatations histologiques, faites à distance du col, sont à rapprocher des constatations cliniques faites sur l'orifice interne du col et qui résulteraient vraisemblablement des modifications anatomiques analogues.

OBSERVATION XXIX.

Hémorrhagie rétro-placentaire. Traumatisme. Expulsion d'un fœtus mort et non macéré de 4 mois et demi.

(LEPAGE. *Soc. d'obstét., de gynéc. et de pœdiat. de Paris,*
22 avril 1901).

M. Lepage présente un placenta présentant sur sa face utérine une large zône déprimée. comblée de caillots noirâtres, adhérents au tissu placentaire. Il a été expulsé par une femme de 29 ans, quartipare, dont les dernières règles datent du 18 au 21 novembre. Le traumatisme porta sur la partie latérale de l'abdomen et détermina une très vive douleur, qui disparut au bout d'un quart d'heure.

Le lendemain, 21 avril, elle perd du sang rouge en assez grande abondance. Elle est transportée à la Pitié à onze heures du matin. L'utérus, dur, en état de contraction permanente, remonte à 25 centimètres au-dessus du pubis. A quatre heures du soir, expulsion spontanée d'un fœtus qui pèse 480 grammes, frais, mort. Dix minutes après, expulsion du placenta, du poids de 175 grammes, caillots compris.

CONCLUSIONS

I. — Les causes d'hémorrhagie retro-placentaire admises aujourd'hui sont : l'albuminurie, la brièveté du cordon, le traumatisme, l'hydramnios aiguë, l'insertion du placenta sur le segment inférieur en bas et en avant, l'endométrite, la rupture du sinus circulaire.

II. — Contrairement à ce que l'on trouve dans les traités classiques, l'hémorrhagie retro-placentaire peut s'observer non seulement dans les trois derniers mois de la grossesse, mais bien plus tôt.

En dehors des symptômes généraux d'hémorrhagie interne, il y a des symptômes locaux caractéristiques : dureté ligneuse de l'utérus, volume de l'utérus qui n'est pas en proportion avec l'époque de la grossesse, membranes tendues sous la pression utérine.

III. — Le pronostic reste très sombre pour l'enfant, grave pour la mère, mais meilleur actuellement grâce aux ressources thérapeutiques.

IV. — Le dosage de l'hémoglobine peut aider à éclairer un diagnostic difficile.

V. — L'indication thérapeutique est de hâter le travail

et de vider l'utérus le plus rapidement possible dans les cas graves.

On aura recours à la rupture large des membranes qui, dans les cas graves, ne sera que le premier temps de la déplétion utérine totale qui doit être recherchée en dilatant le col à l'aide du ballon de Champetier de Ribes manœuvré activement, si son application est possible ou en faisant de la dilatation manuelle.

L'opération césarienne abdominale, suivie ou non de l'amputation de Porro est, dans les cas désespérés, la seule chance de salut pour la mère.

ATCHISSON (W.-A). Concealed ante partum hœmorrhage. *Nashvill J. M. et S.*, XXV, 6, 1888.

AUDEBERT. Du décollement prématuré du placenta normalement inséré, par brièveté accidentelle du cordon. *Arch. méd. de Toulouse*, VII, 1901.

— Le syndrôme de Basedow considéré comme manifestation de l'auto-intoxication gravidique. *Annales de gynécol. et d'obstét.*, septembre 1906.

AUSALONI. Hémorrhagie par décollement du placenta normalement inséré avant le travail. *Touraine Médicale*, juin 1901.

BAILLY. Deux faits d'hémorrhagie interne grave pendant le travail et après l'accouchement. *Gazette des Hôpitaux*, Paris, XXI, 764, 1873.

BAR et KERVILLY. *Société d'obstétrique de Paris*, 15 mars 1906.

BARNES (E.-C.). On concealed accidental hémorrhage with cases. *London-Lancet*, II, 1038-1040, 1881.

BAUDELOCQUE (C.-A.). *Traité des hémorrhagies internes de l'utérus.* Paris, 1832.

BAUDELOCQUE (J.-L.). *L'art des accouchements.* T. I, p. 373. Paris, 1796.

Bennet (J.-H.). Hœmorrhage from prœmature separation of the placenta. *Am. J. obst.*, N. Y. XXV, 699, 1897.

Bernheim. Hydramnios ; rupture artificielle des membranes. Décollement prématuré du placenta. *Journal de médecine de Paris*, 9 juillet 1893.

Biancardi. Le condiziosi di strutturo della placenta normalmente inserto in alcuni casi di suo distacco precoce. *Annali di ostet. e ginec.*, Milano, mai 1905.

Blot. *De l'albuminurie chez les femmes enceintes.* Thèse doct., Paris, 1849.

Brunton (M). Accidental concealed hemorrhage. *Proc. M. Soc. London*, II, 88, 1874-75.

Brunton (J.). On accidental concealed hœmorrhage with cases *Obst. J. G. Britain, London*, III, 437, 1875-76.

Budin. *Archives de Tocologie*, janvier 1884.

— Des hémorrhagies internes de l'utérus gravide. *Leçons obstétricales*, Paris, p. 27, 1889.

Bué. Décollement prématuré du placenta à insertion normale. *Archiv. tocol. et gynéco.*, Paris, XXI, 481, 1894.

Cagny. *Hémorrhagies placentaires de l'albuminurie.* Thèse doct., Paris, 1891.

Champetier de Ribes. Hémorrhagie retro-placentaire déterminée par un traumatisme à sept mois et demi de grossesse jusqu'alors normale. *Soc. d'obst. de gyn. et de pediat. de Paris*, juin 1901.

Cayrol. *Le décollement prématuré du placenta normalement inséré par brièveté du cordon.* Thèse, Paris, 1904.

Cazeaux. *De l'hémorrhagie tocique.* Thèse, Paris, 1835.

Chantreuil. Thèse, Paris, 1879.

Coë. Concealed accidental hemorrhage during labor with a report of a fatal case. *Amer. J. obst.*, N. Y., XXIV, 152, 1891.

Crasson. *Contribution à l'étude des hémorrhagies retro-placentaire.* Thèse, Paris, 1906.

Dakin (W.-R.). Concealed accidental hœmorrhage; fœtus placenta and membranes delivered entire. *Tr. obst. Soc. London*, XXXVI, 315, 1895.

Davraigne. De l'hémoglobinométrie dans le diagnostic des hématomes retro-placentaires. *Soc. d'obstét. de Paris,* 15 juin 1905.

— *Valeur du dosage de l'hémoglobine dans la pratique des accouchements.* Thèse, Paris, 1906.

Dionis. *Traité des accouchements.* Liv. II, p. 228, 1718.

Doleris. Hémorrhagie par décollement prématuré du placenta situé très haut. *Soc. obst. gyn. de Paris,* janvier 1895.

— Hémorrhagies latentes de la grossesse. *La Gynécologie,* avril 1902.

Dumarcet (R.). *Du décollement du placenta normalement inséré.* Thèse doct., Paris, 1892.

Edwards (D.-A.). Partial separation of the placenta et the with month of gestacion without external hœmorrhage but attented with symptomes which rendered the induction of premature necessary. *Lancet-London,* II, 321-323, 1846.

Eshleman. A case of concealed hœmorrhage with detached placenta at the seven and a half month. *Phila. M. Times,* IV, 237, 1873-74.

Faure. *Considérations sur le décollement prématuré du placenta normalement inséré.* Thèse, Zurich, 1899.

Fehling. *Arch. f. Gynœkol,* 1886.

Ferroni. Intorno adalcuni casi di distocco precoce di placenta normalemente inserta. *Arte obstet. Milano,* XVIII, 69, 1904.

Fieux. Hémorrhagie par décollement du placenta inséré normalement. *Bulletin médical,* n° 15, p. 166, 1899.

Forin (de). *Contribution à l'étude du décollement prématuré du placenta normalement inséré.* Thèse doct. Paris, 1892.

Freudenberg. Ueber met. grav. interna. *Archiv. f. gynoek.,* p. 485, 1885-86.

Gaston (J.). *Du décollement du placenta normalement inséré au cours de la grossesse.* Thèse, Lyon, 1906.

Godefroy. Hémorrhagie intra-utérine à huit mois de grossesse, ayant déterminé l'accouchement et la mort du fœtus. *Rev. de thérap. méd. chir.*, Paris, XIV, 564-66, 1866.

GOODELL (W.). Concealed accidental hœmorrhage of the gravid womb. *Am. J. obst. N. Y.*, II, 281, 1870.

— Concealed accidental of hœmorrhage of the gravid uterus. *Am. J. obstet.*, p. 281, 1889.

GOTTSCHALK. Fall von vorzeitigen Lœsung der normalsitzenden placenta in Schwangerschaftsmonat bei Schwangerschaftsnephritis. *Zeichrifts f. Geburts u. Gynœk.*, Stuttg. XXXVI, 1897.

GREEN (F.-M.). Case of ante partum hœmorrhage in wich the placenta was normally situaed. *Med. News Philad.*, LX, 18, 1892.

GUÉRARD (von). Ueber die vorzeitigen Lœsung der normal sitzenden Placenta am Ende der Schwangerschafts. *Monatschrifts f. geburtshulfe und Gynœk.*, Berlin, XIV, **1901**.

GUÉRIN-VALMALE. Décollement prémat. du placenta norm. inséré. Influence pernicieuse de la rupture prématurée des membranes. *Bulletin de la Société d'obstétrique de Paris*, 19 mars 1903.

GUILLEMEAU. *De la grossesse et de l'accouchement des femmes*, 1621.

GUIRAUDEN. Un cas d'hémorrhagie inter-utero-placentaire. *Montpellier médical*, XIV, 1902.

HABERLIN. *Centralblatt f. Gynœk*, IV, 457-60, 1890.

HABIT. *Wien. med. Wochenschrift*, 1866.

HAWAR (C.-C.). A case of concealed hœmorrhage. *N. Orl. Med. et Surg. J.* XII, 406, 1855.

HEIL (K.). Vorzeitige Lœsung der normalsitzenden Placenta. *Deutsch Praxis-Munschen*, X, 1901.

HEMMING (C.). Hemorrhagia gravidæ internæ. *Archiv. f. gynœk.*, Berlin, VIII, 336, 1875.

HENRY (Mme). *Ann. de Gynécol. et d'Obst.*, T. XXXVI, 1891.

HICKS (J.-B.). On concealed accidental hœmorrhage at the latter and of pregnaney and during labor. *Lancel London*, T. 274, 1860.

Hirigoyen. Hémorrhagie retro-placentaire. Accouchement spontané. *Soc. de gyn. d'obst. ped. de Bordeaux*, 10 avril 1900.

Hohnes. Accidental concealed hem. *The Dublin Journal of Medic. science*, p. 439, 1882.

Ingleby. Internal uterine hœmorrhage. *Lancet London*, I, 553, 1839-40.

Ireene (F.-M.) Case of ante partum hœmorrhage in wich the placenta was normally implanted. *Med. News Philad*, LX, 18, 1892.

Jacquemier. *Manuel des accouchements*, T. II, Paris, 1846.

James (H.). On concealed accidental uterine hœmorrhage, *Lancet-London*, II, 428, 1860.

Jaggard. Note on accidental hœmorrhage. *Med. News Philad.*, IV, 599-603, 1889.

Kayser (F.). Ueber Vorfall der Placenta bei normalen Sitz, *Archiv. f. Gynœk.*, Berlin, LXX, 656, 1903.

Keim. *Traitement des hémorrhagies puerpérales.* Paris, 1905.

Korthright. Accidental hemorrhage. *Brooklyn M. J.*, IV, 646-52, 1890.

Lachapelle (Mme). *Pratique des accouchements.* T. II, 1821.

Lafon. Brièveté du cordon avec décollement prématuré du placenta. *Toulouse Médical*, 31 décembre 1905.

Lajoie (M.-I.). Hémorrhagie retro-placentaire survenue pendant la grossesse. *Un. méd. du Canada*, Montréal, VII, 1893.

Lamberti (A.). Distacco di placenta in gravidenza all'ottavo mense. *Arte obstet. Milano*, XV, 346, 1903.

Landon. *Du décollement du placenta inséré normalement au cours de la grossesse.* Thèse, Paris, 1906.

Lée (J.-B.). Un cas de diathèse hémorrhagique à terminaison fatale due au décollement prématuré du placenta normalement inséré. *Amer. Journ. of obstet.*, décembre 1901.

Lehmann (R.-M.). *Des hémorrhagies retro-placentaires.* Thèse de Paris, 1899.

Lelong. *De l'hémorrhagie retro-placentaire d'origine traumatique.* Thèse, Paris, 1901.

Lepage. Hémorrhagie retro-placentaire consécutive à un traumatisme sur la région abdominale. *C. R. à la Société obstét. gynéc. et pœdiat. de Paris,* mars 1901.

Leroux. *Observations sur les pertes de sang des femmes en couches, etc.* Dijon et Paris, 1756.

Leroux. *Contribution à l'étude des hémorrhagies du sinus circulaire.* Thèse, Paris, 1905.

Le Lorier. Décollement prématuré du placenta au cours du travail. Opération césarienne conservatrice. *Annales de Gynécol. et d'Obstét.,* juin 1906.

Lop. De l'hémorrhagie interne dans le cas de placenta prœvia ou de placenta normalement inséré. *Presse médicale,* Paris, 2 juillet 1898.

Luig (A.). Ueber Ablœsung der Placenta bei normalen sitz derselben in der Endzeit der Schwangerschaft und unter der Geburt. *Kiel H. Fiencke,* 40 p. 8°, 1904.

Maberly. Accidental hœmorrhage. *Journ. of great. Brit.,* 1877-78.

Marsh (J.-P.). Case of hœmorrhage from the normally implanted. *N. Y. M. J.* LVI, 325, 1892.

Mauriceau. *Traité des maladies des femmes grosses.* Paris, 1681.

Mayer. Vorzeitige Lœsung der Nachgeburt in der Schwangerschaft infolge zur kurze Nabelschnur. *Prag. med. Wochensch.,* XXV, 583, 1900.

Maygrier. De quelques variétés cliniques d'hémorrhagies puerpérales. *La Semaine médicale.* p. 400, novembre 1900.

Moir. *Société médicale d'Edimbourg,* 1864.

Moreau. *Du décollement prématuré du placenta inséré normalement pendant les trois derniers mois de la grossesse.* Thèse, Paris, 1888.

O'Bryen (J.-W.). Sudden death in labour. *Edimb. M. Ireland,* Dublin. XV. 357. 1897.

Oldham (H.). On concealed accidental uterine hœmorrhage. *Guy'Hosp. Repr. London*, II, 94, 1854-55.

Oui (M.). De l'albuminurie gravidique comme cause de la mort du fœtus. *Gaz. hebd. sciences médic.*, 484, 1893.

Peu. *Pratique des accouchements*, 1694.

Pilat. Hémorrhagie au début du travail par suite du décollement prématuré du placenta ; mort du fœtus ; délivrance artificielle ; guérison de la mère. *Ann. de Gynécologie*, Paris, I, 361-65, 1874.

Pinard. *Cliniques obstétricales.* 1899.

— De l'hémorrhagie par décollement du placenta normalement inséré. *Sage-femmes*, Paris, IV, 147, 1900.

— Des hémorrhagies retro-placentaires. *Revue internationale de Médecine et de Chirurgie*, Paris, XV, 397, 1904.

Pinard et Varnier. *Etudes d'anatomie obstétricale, normale et pathologique.* Paris, 1892.

Poux. Décollement prématuré du placenta normalement inséré. Difficulté du diagnostic. *Languedoc Méd. Chirurgical, Toulouse*, XII, 1904.

Portal. *La pratique des accouchements soutenue d'un grand nombre d'observations.* Paris, 1675.

Puech (P.). Hémorrhagie du placenta prœvia ou du placenta normalement inséré ? *Gazette des Hôpitaux*, Paris, p. 30, 1897.

Pullin (T.-H.-S.). Case of concealed hœmorrhage. *Med. Press. and. Circ. London*, XXV, 345, 1878.

Puzos. *Traité d'accouchement*, 1759.

Reynolds. A case of concealed hœmorrhage. *Boston M. et S.-J.*, 463, 1886.

Riss. *Marseille Médical*, 15 novembre 1905.

Robinson. A case of separation of a normally situated placenta. *Med. Record, W. Y.*, p. 657, avril 1905.

Rossier. *Klinische und histologische Untersuchungen über die Infarcte der Placenta.* Leipsig, 1888.

Rouhaud. *Lésions du placenta dans l'albuminurie.* Thèse doct., Paris, 1887.

Rudaux (P.). De la mort subite pendant la puerpéralité. *Archives générales de Médecine*, n° 18, 1906.

Ruhl. Hémorrhagie retro-placentaire. Fin de l'accouchement par les incisions de Dürhsen. *Centralb. f. Gynœk*, 47, 1905.

Schickele (G.). *Die vorzeilige Lœsung der normalsitzenden placenta*. (Beitrag f. geburtshulfe und gynœk. Leipsick VIII. h. 3. 1904).

Schuhl. Hémorrhagie intraamniotique due au décollement du placenta normalement inséré. *Revue médicale de l'Est*, XXXII, p. 289-293, 1900.

Seitz (L.). Deux cas d'éclampsie suivis de mort *sub partu*, avec décollement prématuré du placenta normalement inséré. Etat microscopique au niveau du placenta et des membranes. *Archiv. f. gynœk.*, Bd., 71, 1903.

Storer (M.). Remarks on the radical treatments of certain cases of grave concealed hœmorrhage. *Boston M. et S. Y.*, CXXVII, 377, 1892.

Souligoux. Hysterectomie subtotale dans un cas d'hémorrhagie pendant la grossesse. *Soc. d'Obstét de Paris*, 17 mars 1904.

Spiegelberg. *Lehrbuhr der geburt*, p. 360, 1882.

Stoltz. *Nouveau Dictionnaire de Médecine et de Chirurgie pratiques*. Art. Dystocie. T. XII, p. 291, 1878.

Tanner. Partial separation of the placenta preceding la bor. *Med. Times, London*, III, 403, 1851.

Tarnier. *Traité de l'art des accouchements*. Paris, 1888.

Tarnier et Budin. *Traité d'accouchements*, 1886.

Thompson (W.). Singulare case of fatal intra uterine hœmorrhage. *London M. Gaz.*, XXLV, 289, 1844-45.

Thompson (J.-A.). On a cure of concealed accidental hœmorrhage. *Med. Press et Circ. London*, XXI, 255-297, 1876.

Tubbs (W.-J.). Hœmorrhage from detached placenta near the wighth month of gestacion ; labor induced by Barne's dilator Recovery. *Brita M.-J. London*, I, 67, 1866.

Véron. Hémorrhagie mortelle au cours du travail par décollement prématuré du placenta normalement inséré, coïncidant avec une rupture extramuqueuse de l'utérus. *Bulletin de la Soc. Scientif. et Médic. de l'Ouest,* Rennes, XIV, 1905.

Villa. Distacco totale di placenta normalente inserta in gravida al VII. mense. *Arte ostet. Milano,* XVIII, 225, 1904.

Varnier. *Revue pratique d'obstétrique et de pœdiatrie,* T. V, juin 1892.

Weatherly. *Britisch medical Journal,* 24 août 1878.

Weiss. Ueber vorzestige Lœsung der normalsitzenden Placenta. *Arch. f. Gynœk.,* XLVI, 2, 1894.

Wey (W.-C.). Concealed accidental hœmorrhage complicating labor at term, resulting of the death of the fœtus and the falarming, prostration of the mother. *Med. Rec.,* N. Y. XKV, 146, 1884.

Winter. *Zeitschrift für geburtshülfe un gynœko,* T. XI, p. 415, 1885.

— *Zwei Medianschnitte durch geberende Berlin,* p. 21, 1889.

9 782019 258474